华东师范大学心理与
认知科学学院本书编写组

重启生活

疫后心理
重建指导

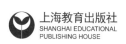

上海教育出版社
SHANGHAI EDUCATIONAL
PUBLISHING HOUSE

华东师范大学心理与认知科学学院
本书编写组成员
（按姓氏音序排列）

崔丽娟　李世佳　陆静怡　马伟军

潘晓红　汪晨波　王继堃　姚　琦

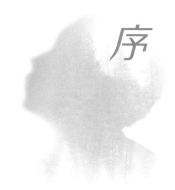

序

　　谁曾料想，和凛冽的寒冬一起到来的，是新冠肺炎疫情的全面暴发。我们期盼，经过全国上下数月的艰苦抗疫，一个山花烂漫的春天将如期而至。

　　也许在多年以后，人们只能通过史海中的寥寥数笔来唤起恍如隔世的集体记忆。然而，对当下正在亲历抗疫大战的每一位中国人来说，这是一段刻骨铭心的日子。封锁的城内，交织着草木皆兵的恐慌、病魔缠身的绝望与生命消逝的悲怆，也萌发着对生的向往与对未来的希望。紧闭的窗外，街巷失去往日的生机，生活几乎陷入停滞。在这凝固的表面下，却有来自四面八方的驰援物资、奋不顾身的最美逆行者、深入每个社区的防控行动。

　　这也是一段艰难的日子，不仅因为病毒之凶猛、危机之严峻，更因为上至国家机关、下至全体民众为此付出的巨大牺牲。这更是一段值得铭记的日子，不仅因为它带给我们的痛苦与泪水，更因为它以一种赤裸裸，甚至残忍的方式，抛给我们诸多疑问与反思，等待我们去审视与解答。

　　疫情已经在向好发展，我们终将战胜病毒，世界将重新开始运转，而我们的心理需要在遭遇危机后进行重建。当这一切过去之后，我们应当如何摘下心灵的"口罩"，重新拾起对生活的信心？我们会产生哪些困惑，又该怎样认识并疏解它们？我们当从苦难中反思什么，又该如何把危机转化成个人成长与社会进步的动力？身体的症状可以依靠医学来治愈，内心的思虑则需依靠心理学来解答。

　　为此，华东师范大学心理与认知科学学院的师生再度集结众力，邀请各领域的专家，以科普的形式，有针对性地复盘疫情中的心理现象，对疫情中的救援进行反思，分析疫情过后可能出现的心理问题，为自我的疗愈、社会心态的转变、管理系统的升级提供助力。翻开本书，你可以发现灾难对人生的意义，了解人在危机事件中的心理与行为规律，掌握应对疫后常见心理问题的方法，学习疫情之后社会心理援助系统应当如何整饬，政府决策体系应当如何优化。

　　也许你的伤口尚未结痂，泪痕还留在脸上，但曙光已在前方。当你走出疫情，重启生活的时候，除了治愈你的身体，也别忘了治愈你的心。

陆静怡

华东师范大学心理与认知科学学院本书编写组成员

2020 年 3 月

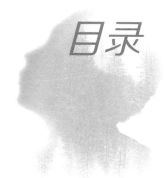

目录

第一部分
心灵之殇：个体的危机应对与策略

第一章　从心理学视角重新认识疫情

2　灾难的心理学含义

6　识别灾难环境中的风险因素

11　理性面对群体间的偏见与歧视

15　向美好出发：重建生活的信心

18　危机讲述了什么样的故事？

第二章　哀恸、创伤和自责：创伤压力触发的心灵之痛

31　灾难后的心理应对周期

39　令人痛苦的情绪复合体：悲恸与延长哀伤障碍

45　创伤与创伤应激障碍

53　自责与抑郁障碍

60　被死亡放大的自杀风险

67　医护人员的心理创伤特点及应对措施

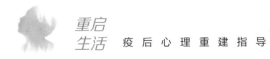
76 警察、军人的心理创伤特点及应对措施

85 社会工作者等相关职业群体的心理创伤特点及应对措施

94 情绪急救包：从漩涡中醒来

99 理性急救包：为自己辩护

104 "重启"急救包：静心的力量

第三章 疫情中的心理危机应对及反思

111 紧急心理援助的基本原则

115 疫情下的常见心理反应及个体自助攻略

118 一线医护人员的自我心理调节技术与建议

122 新冠肺炎患者及家属经历的心理危机及适用的咨询技术

124 被隔离者的心态与应对建议

126 心理援助者所受的心理影响及注意事项

129 对疫情中心理援助的反思

第四章 疫后常用心理干预方法

133 存在主义疗法：寻找意义

136 叙事疗法：重新叙述

139 故事疗法：疗愈的力量

143 眼动脱敏与再加工疗法

148 正念法

151 电影疗法

153 一点感想：普通人的自我疗愈

第五章　伤逝心理重建：逝去的亲人希望你好好活着

156　伤逝之痛：丧亲与哀伤反应

163　好好活着：哀伤心理重建

170　儿童的丧亲与哀伤反应

175　好好成长：儿童的哀伤心理重建

第二部分
审视之眼：大众心态调整及决策体系优化

第六章　疫后大众社会心态的调整

192　守望相助的命运共同体：疫情中的医患信任及其引导

196　为社会稳定打"预防针"：疫情中的愤怒情绪及其引导

201　疫情过后，政府的公信力何去何从？

206　疫情过后，如何重塑对慈善机构的信任？

212　疫情过后，如何重拾人际信任？

第七章　疫后社会心理援助系统与机制的建立

218　为什么疫后需要建立社会心理援助系统与机制？

221　美国与日本的经验及中国的发展

227　重大自然灾害心理援助的时空二维工作模型

231　对疫后社会心理援助系统与机制的初步设想

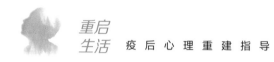
第八章　知民之心：政府（机构）的决策体系优化

239　沟通有道：风险信息的传达原则

244　明辨概率，走出概率认知的误区

247　巧用风险决策规律

252　消解偏差，跳出误判的陷阱

256　旁观者清，请建议者为决策支招

260　健康中国：助推养成良好的生活习惯

第一部分

心灵之殇：
个体的危机
应对与策略

第一章 从心理学视角重新认识疫情

　　人类的进化史中充满了灾难。灾难除了带来身体伤害，还可能带来心理伤害。不仅是亲历灾难的人，参与救援的人和通过媒体了解灾难情况的普通民众，都可能是灾难的心理受害者。但从心理学视角来看，灾难除了会带来伤害，也会带来成长。灾难打破了平静的生活，也连带打破了停滞的状态，锤炼我们的内心。

灾难的心理学含义

　　灾难，狭义上是指自然的或人为的严重损害给生命带来的重大伤害。例如，2003 年的"非典"疫情、2008 年的汶川地震、2020 年的新冠肺炎疫情……每一次灾难都让人们付出沉重代价，哪怕有些已经过去许久，留下的痛苦仍然刻骨铭心。如果我们抛开自身，从更宏大的人类视角来看，我们会发现，人类的进化史中充满了灾难。

灾难带来的心理伤害

　　灾难除了带来身体伤害，还可能带来心理伤害。心理伤害不同于身体伤害。一方面，身体伤害在大多数情况下可以被直接知觉到，而心理伤害可能在灾难发生很久以后才能被发现。比如，美国一些士兵出现了创伤后应激障碍（post-traumatic stress disorder，简称PTSD），发现的时候距离他们参加第二次世界大战已经过去很多年。另一方面，心理伤害往往伤害的人更多，持续时间更长，不止亲历灾难的人们，那些参与救援的人，甚至包括在家中通过媒体了解灾难的普通民众，都可能是灾难的受害者，都会受到灾难的影响。这类影响对人们造成的伤害可能只有在下次面对相似灾难的时候才会显现。

即使经历相同的灾难，每个人受伤害的程度也是不同的，这主要受以下三个因素影响：暴露程度、个体内在的心理复原能力和他人的支持。[①] 一般而言，暴露程度越高，受到的创伤越大。媒体消息会增加暴露程度，因此也会对创伤程度有影响。相对于只在媒体上了解新冠肺炎疫情的我们，一线医护人员和确诊患者的暴露程度最高，受到的心理冲击最大。个体内在的心理复原能力也会影响灾后心理伤害的程度，并且会调节暴露程度对灾后心理伤害的影响。[②] 一场灾难过后，心理复原能力不同的人面临四种可能性：第一种人的心理复原能力较强，可以慢慢恢复到原有水平；第二种人的心理复原能力较差，看似慢慢回归自己的生活，心中却留下了一道尚未修复的伤疤；第三种人完全没有内在的心理复原能力，无法承受痛苦；第四种人乐观向上，不但可以战胜灾难，而且能在灾难之后获得成长。他人的支持同样是

---

① 安媛媛，伍新春，陈杰灵，林崇德 .（2014）. 美国 9 · 11 事件对个体心理与群体行为的影响——灾难心理学视角的回顾与展望 . *北京师范大学学报（社会科学版）*, *6*, 5-13.

② Bonanno, G. A., Brewin, C. R., Kaniasty, K., & LaGreca, A. M.（2010）. Weighing the costs of disaster consequences, risks, and resilience in individuals, families, and communities. *Psychological Science in the Public Interest, 11*（1）, 1-49.

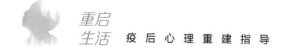

影响灾后心理伤害程度的重要因素，"他人"包括家人、朋友、同事以及社会服务机构的相关人员等。新冠肺炎疫情发生后，一些大学和心理咨询机构或开设了有关心理援助、危机干预的公开课，或开通心理热线，为大众提供社会支持。

灾难不仅对个体造成伤害，也可能在群体之间引发互相伤害。自然灾害让我们思考人与自然的关系，也让我们审视人与群体之间的关系。有时候，人们在灾难中会出现一些反社会行为，比如歧视和攻击性行为。在新冠肺炎疫情发生后，有人看到湖北人或者湖北牌照的车就会远离，即使这个人或这辆车不是刚从湖北出来的，这就属于歧视行为；新闻中曾报道，有已经确诊的患者不但不戴口罩，还故意对着护士咳嗽，这就属于攻击性行为。然而，从积极的角度审视，我们看到更多的是亲社会行为。人们积极捐款，很多人去做志愿者。在每一次灾难中，也都会有"最美逆行者"的身影，像朝曦一般穿破黑暗，带来光明。

灾难带来的反思与启迪

灾难打破了平静的生活，也连带着打破了停滞的状态，锤炼我们的内心。"祸兮，福之所倚；福兮，祸之所伏。"在中国传统思想中，相生相克、相互变换的思想一直是深邃且智慧的。从个人层面来说，很多人安于现状，过着看似富足的生活，但一场灾难轻易地撕破了这堵"纸做的墙"。一些人失业，还不起贷款；原先的"月光族"不得不开始反思，这种生活方式能否长久安定？要不要趁着年轻再去看看世界？熬夜这么久，要不要锻炼身体？灾难让我们有时间停下来，开始思考，相信思考后人们会有一些改变。它也让我们明白生命意义的重要性，陪伴家人和身体健康的重要性。

　　灾难还会让我们思考人类的生存。苏格拉底说过，"认识你自己"。在今天这个时代，我们常常缺少耐心。但当我们了解祖先如何在各种灾难中存活下来并发展至今，就会对人类强大的生命力有新的认识。在新冠肺炎出现之前，有多少人关心过人类历史上的重大灾难？暴发于 14 世纪的鼠疫，一度让人们以为末日来临，但是人类并未陷入绝境，反而更加了解瘟疫，也对城市公共卫生的重要性有了新的认识，更注重公共防疫工作。

　　在此次新冠肺炎疫情中，比病毒更可怕的是面对未知的恐惧。就像地震发生时，除了已经造成的伤害，还有不知道什么时候又会发生余震的未知感带来的伤害。人们害怕对生活失去掌控，同时过度关注疫情信息，无法消除恐惧、焦虑的情绪，以及管理措施不到位带来的失望感，都让我们经历了心理冲击。价值保护理论主要解释人们对受到威胁的道德和价值观的处理方式，当个体的价值观和信念受到威胁时，人们会有忧虑反应，并产生强烈的动机，以重建自己的道德秩序。[①] 人们会通过两种途径处理自己的忧虑反应——道德愤怒和道德净化。道德愤怒指个体对抗被认为是威胁源的对象，试图恢复心理平衡。比如，在疫情一开始，人们拒绝和疫区来的人在一起。道德净化指个体唤醒自己的基本美德和价值感，以应对当前面临的不道德事件。比如，疫情发生后，很多人捐钱捐物，参与志愿者活动，以对抗疫情中发生的物资紧

---

① Tetlock, P. E., Kristel, O. V., Elson, S. B., Green, M. C., & Lerner, J. S. (2000). The psychology of the unthinkable: Taboo trade-offs, forbidden base rates, and heretical counterfactuals. *Journal of Personality and Social Psychology, 78*(5), 853–870.

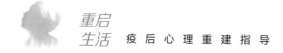
缺情况。

在人的一生中,灾难随时可能发生。灾难来临时,我们常常是没有防备的。我们没有其他选择,只能学会与灾难共存。心理的重建始终属于个人的道路,保持希望是最好的方式。历史上的每一次灾难都不曾将人类打败,这次也不会。

识别灾难环境中的风险因素

连日来,全国多省市确诊病例零增长等一系列好消息纷至沓来,疫情蔓延的势头已经在一定程度上被遏制了。与此同时,公众舆论也逐渐向着积极方向发展,很多人不禁感慨,2020 年的"春天"已经来了。

但事实上,我们周围的环境仍然危机四伏。超长潜伏期的案例屡有报道,复工复产后人口流动量迅速增长,全球疫情形势严峻,一旦有反向输入的"漏网之鱼",后果将不堪设想……这些风险因素仍然潜藏在暗处,伺机而动,但不少民众的表现让人感觉灾难已经离我们远去:四川广元市民扎堆在广场喝"坝坝茶",新闻视频中可以看到很多人已经摘掉了口罩;杭州西湖景区一天的人流量已达到 5000 人次;北京、广州、江西等地均出现了类似现象。在环境依旧复杂、危险的时刻,人们不做防护,扎堆聚集,背后究竟有怎样的心理?

过低的风险感知带来的危险

从社会心理学的角度来看,在上述事例中,人们忽视了环境中的危险因素,反映出的实际上是过低的风险感知。

风险感知(risk perception)是个体对外界存在的各种客观风险

的感受和认识。[①] 风险感知的心理测量流派代表人物斯洛维奇（Paul Slovic）曾提出，风险是一种感受，是非常个人化的过程。也就是说，即使面临同样的风险，每个人的感受也可能是完全不同的。风险感知受人的过往生活经验、风险沟通等多种因素的影响。

风险感知是极为重要的，人们要自发地采取预防行为，首先就要意识到危险的存在。[②] 而这恰恰能够解释近来的一些现象，如韩国新天地教会坚持举行大规模集会活动，活动中部分参与者未佩戴口罩，甚至出现分食食物的场景；日本冈山县仍旧举行了一年一度的裸祭。这些行为恰恰是因为民众对环境中的风险感知不足，并未自发地采取相应的自我保护措施。

为什么在世界疫情形势如此严峻的情况下，民众的风险感知水平却不高？

保护动机理论（protection motivation theory）认为，人们自发地作出自我保护行为的动机是威胁评估和应对评估共同作用的结果。在传染病领域，威胁评估包括对自身感染传染病概率的估计和对疾病严重程度的估计。[③] 通俗来讲，就是每个人对自己会不会得这个病，以及得了这个病的后果有多严重的估计。

---

① 谢晓非，徐联仓．（1995）．风险认知研究概况及理论框架．*心理学动态, 2*, 17-22.

② Brug，J.，Aro，A. R.，& Richardus，J. H.（2009）. Risk perceptions and behaviour: Towards pandemic control of emerging infectious. *International Journal of Behavioral Medicine, 16*（1），3-6.

③ Rogers，R. W.（1983）. *Cognitive and physiological processes in fear appeals and attitude change: A revised theory of protection motivation*. New York: Guilford.

中国疾病预防控制中心新型冠状病毒肺炎应急响应机制流行病学组依据截至 2 月 11 日的报告指出，中国内地新冠肺炎病例分析结果的公开数据显示，新冠肺炎的死亡率为 2.3%，且死亡主要发生在 60 岁以上的病患身上。[1] 此类信息成为民众进行威胁评估的依据——自己还不到 60 岁，身体健康，患病风险不高；即使患病了，2.3% 的死亡率也不高，患病后果并不严重，因此低估了环境中的风险因素。有关风险感知影响因素的一些研究结果也可以解释这一问题。早期的环境线索研究发现，离危险源越近，感知到的风险就越高。[2] 疫情在日本、韩国等国家蔓延开之前，危险源主要在中国湖北省，对当时的日本和韩国的民众来说，疫情非常遥远，因而感知到的风险水平相对较低。

如何识别风险因素？

我们已经了解到，风险感知对于自发的自我保护行为非常重要，但它往往是有偏差的。[3] 如同上述事件和现象一样，人们会产生不切实际的乐观（unrealistic optimism），这会导致人们缺乏自我保护措施，并形成虚假的安全感。但过度的风险感知同样不可取，悲观偏差（pessimistic bias）会引发群体恐慌以及对特定风险群体的污名化，例如在中国疫情最不乐观的时候，湖北籍人遭受了很多过度恐慌的民众

---

[1] 中国疾病预防控制中心新型冠状病毒肺炎应急响应机制流行病学组.（2020）.新型冠状病毒肺炎流行病学特征分析.*中华流行病学杂志, 41*（2），145–151.

[2] Lindell, M. K., & Earle, T. C.（1983）. How close is close enough: Public perceptions of the risks of industrial facilities. *Risk Analysis, 3*（4），245–253.

[3] Weinstein, N. D.（1988）. The precaution adoption process. *Health Psychology, 7*（4），355–386.

的歧视与偏见。这提示我们，我们需要的不是提高民众的风险感知，而是让民众正确识别环境中的风险因素，既不过于乐观，也不过于悲观。那么，我们应该怎么做呢？

有效的风险沟通至关重要，尤其在还没有疫苗可以接种的阶段，有效地管理新的流行病风险在很大程度上取决于民众自发的预防行为，而自发的预防行为又在很大程度上取决于有效的风险沟通，这种沟通能产生现实的、实事求是的风险感知。[①] 在有效的风险沟通中，需要注意两点：一是要以受众的接受能力和需求为导向，切记不能用受众难以理解的术语和统计方式沟通，要传达真实、精准、民众迫切想了解的信息，不夸大事实，也不刻意隐瞒；二是要注意考虑受众原本的文化价值观和预先形成的风险感知，这两者都会筛选和过滤新的与疫情相关的信息，影响风险沟通的效果，因而应循序渐进，仔细斟酌传达信息的方式。

还可以考虑将霍克巴姆（Godfrey Hochbaum）的健康信念模型（health belief model）融入风险沟通中。健康信念模型由五个因素构成，包括感知到的严重性、感知到的患病可能性、感知到的成效、感知到的障碍和自我效能感。已有一些研究将健康信念模型用于传染病的相关研究中，如一项对泰国登革热的研究 [②] 以及一项对旅行者风险感知

---

① Brug, J., Aro, A. R., & Richardus, J. H.（2009）. Risk perceptions and behaviour: Towards pandemic control of emerging infectious diseases. *International Journal of Behavioral Medicine, 16*（1）, 3-6.

② Phuanukoonnon, S., Brough, M., & Bryan, J. H.（2006）. Folk knowledge about dengue mosquitoes and contributions of health belief model in dengue control promotion in northeast Thailand. *Acta Tropica, 99*（1）, 6-14.

的研究[①] 都采用了健康信念模型测量受众的风险感知。这提示我们，可以采用健康信念模型来测量沟通效果，以便得到及时的反馈，调整沟通策略。

莫忽视身边其他危险因素

在全国人民的心都被疫情牵动的时候，千万不要忽略我们身边还存在其他危险因素。

日本福岛核电站泄漏事件发生之后，日本学者进行过一项研究，测量了民众对 51 种危险的焦虑水平，并与地震前的数据进行比较分析。结果发现，人们对地震与核泄漏事件的风险感知提升了，而对其他大部分危害的风险感知都降低了，包括心脑血管疾病、虐待儿童等。[②] 研究者从易得性启发式、对比效应、有限焦虑假说等多个角度，解释了这一现象。福岛核电站泄漏事件虽已过去，但这项研究对我们仍然有意义。它提示我们，人的整体认知资源是有限的，当认知资源都流向疫情的时候，对其他危险的关注势必会减少，但这实际上是一件很危险的事情，比如对心脑血管疾病的关注减少，可能会带来严重的后果。

因此，我们需要平衡自己的生活重心，合理关注疫情，同时莫忽视身边的其他危险因素。

[①] Shruti, S., Isabelle, R., Philippe, B., & Philippe, G., Dr. (2016). Methodologies for measuring travelers' risk perception of infectious diseases: A systematic review. *Travel Medicine and Infectious Disease, 14* (4), 360-372.

[②] Nakayachi, K., Yokoyama, H. M., & Oki, S. (2015). Public anxiety after the 2011 Tohoku earthquake: Fluctuations in hazard perception after catastrophe. *Journal of Risk Research, 18* (2), 156-169.

理性面对群体间的偏见与歧视

有人说，比病毒更可怕的是人心。人们彼此隔离，是为了切断病毒的传播途径，而不是为了在人群中建立心墙，割裂人与人之间的情感联结。

偏见和歧视的主要表现

新冠肺炎疫情暴发后，从武汉蔓延至全国乃至全球。人们一面支持抗疫工作，为武汉加油，一面又恐惧、排斥武汉人，国外某些地区甚至出现给新冠病毒贴上"中国病毒"的标签并排斥华人的现象。那些不幸患病的人不仅要承受生理上被疾病折磨的痛苦，还要承受心理上的巨大压力，身心俱疲。不同人群之间也形成了一定的对抗。例如，拒绝外地返回人员进入租住的小区；在村与村之间设置路障，切断最基本的物资运输；各省群众各自"秀"优越感，鄙视其他省市的人。

从心理学的角度来看，在突发性疫情面前，那些对待处于疫情风暴中心的人的看似不近人情的态度，其实与偏见和歧视有关。人们先产生偏见，再外化为歧视。偏见是指人们以不正确或不充分的信息为根据而形成的对其他人或群体的片面甚至错误的看法。它是与情感要素相联系的倾向性，对他人的评价建立在其所属的团体上，而不是认识上。歧视是指不公平地看待和对待某个特定对象，其核心是将特定对象视为比自己低劣的人，并将压迫、强制、剥夺对方的行为合理化，造成双方社会地位、经济地位的不平等。[①] 就像《乌合之众》一书中所写

---

① 侯玉波．（2013）．*社会心理学*．北京：北京大学出版社．

的，群体盲从意识会淹没个体的理性；个体一旦将自己归入该群体，独立的理性也会被疯狂的无知掩埋。

产生偏见和歧视的主要原因

第一，知识和信息的匮乏或片面。从偏见的定义中我们可以发现，偏见源于人们以不正确或不充分的信息为判断根据。在这一过程中，知识和信息的匮乏或片面是导致歧视的一个重要原因。科学知识有利于人们客观公正地看待事物，保持理性的态度。新冠肺炎疫情中，人们产生偏见和歧视往往是因为不了解新冠病毒，不了解与新冠病毒相关的基础知识，如主要症状、传播途径、易感人群、诊断标准等，所以会盲目听信谣言，欠缺理性思考，最终产生偏见和歧视。

第二，人群间产生的恐慌情绪。新冠肺炎疫情的突然暴发和快速蔓延，足以让人陷入恐慌情绪，新冠肺炎还有一定的致死率，光是想到死亡这件事，就足以威胁我们的信念系统了。随着信念系统的秩序被打乱，我们的认知、情绪、意志等心理过程也开始混乱，我们变得焦虑、恐慌。研究表明，高压力的情境会直接促使人们形成群体或加入群体。人的自我防御心理促使人将自己与他人区分开，把心理上的隔绝作为一种隔离病毒的方式。由此，对患病人群产生了偏见，甚至引发歧视行为。

第三，替代性攻击产生的发泄行为。在疫情肆虐时，信息不公开透明、防疫物资紧缺、前线人员牺牲等事件不断地攻击人们的心理防线，人们感到失望、挫败、愤怒，甚至产生敌意。心理学中的"替罪羊理论"是指，当人处在愤怒和敌意之中时，会迫切地需要一个可以攻击的对象，当想要攻击的对象令人畏惧或不够明确时，人就会转移敌对的方向。病毒是无法被人看见的，于是人们需要一个清晰的、具象的目标来当替罪羊，处在疫情风暴中心的人们便成了这样的替罪羊，被当作愤怒情绪发泄的出口，承受着敌对和排斥。

第四，通过积极区分而产生的群体认同。面对巨大的疫情，人的生命受到威胁。这个时候，认同一个群体可以抵御因生命受到威胁而产生的焦虑感。社会认同理论认为，个体通过实现或维持积极的社会认同来提高自尊，当个体过分热衷自己的群体，并在群体间比较时，个体倾向于夸大群体间的差异，而对群体内成员给予更积极的评价，从而引起群体冲突和外群体偏见。例如，充分认同本国的防疫措施而诋毁其他国家，可以产生积极的社会认同，从而挽救自己渺小的自尊。

克服偏见和歧视的可能措施

在这场抗疫战中，新冠肺炎的患者及其家属、重点疫区的群众等确实承受了社会其他群体施加的巨大压力。在其他防疫地区，地区或群体之间的偏见和歧视也对社会生活造成了不良影响。因此，应该采取积极措施，克服或缓解偏见与歧视。

第一，从觉察到偏见和歧视开始。那些表达偏见和歧视的群体，大多通过网络平台来宣泄。因为网络具有一定的匿名性和隐匿性，所以网络上的人往往觉得不需要对自己的行为负责；又因为责任被分散，个体自我控制系统的作用减弱，所以对自己的错误行为的觉察也减少了。当我们开始觉察自己的所作所为，并意识到自己行为的偏差时，改变就开始了。我们会调整自己的思维和行动，重新达到平衡状态。

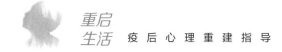
第二，调节情绪，转移注意力。有意识地调整自己的情绪，将注意力转移到更有意义的事情上，合理安排自己的生活、学习和工作计划。把时间留给自己的家人和朋友，借此机会增进对彼此的了解，促进彼此间的感情。这样也能在一定程度上减少对其他群体的注意，间接降低对其他群体的偏见和歧视行为。

第三，设身处地地想象对方的处境，并参与援助活动。一方面，站在他人角度，深切体会处在疫情风暴中心的患者和民众承受的巨大伤痛，体会被歧视者的心理痛苦；另一方面，疫情发生以来，许多人自发组成各种志愿团体，帮助筹集医用物资和生活用品，以及通过网络辟谣，等等。参加这类志愿活动可以增强人们的社会责任感和义务感，会使人们更加理性、宽容且有同理心地看待处在疫情风暴中心的群体。

第四，克制所谓的群体优越感。每个人都会生病，武汉人没有原罪，湖北人也没有原罪。请保持同理心，不要嘲讽灾难，不要"秀"优越感。以群体为傲是可以的，但切不可因高傲漠视甚至鄙视其他群体。例如，觉得本省的防御体系非常"硬核"，转而鄙视其他省份的防御工作做得不够好，甚至觉得其他地方不如本地先进或文明。有时候，群体优越感是地域歧视的"改良版"，国与国之间如此，省与省之间也如此。

总而言之，我们要清楚地意识到，人们害怕的是病痛，而不是某个职业群体、某个地区的百姓、某个民族的人。病毒无界，人心有墙。在病毒面前，我们都是人类宿主，无需从地域、民族中寻找自身的优越感。我们唯一能做的就是众志成城，勠力同心，共同打赢这场抗疫之战，迎接和谐自由的新生活！

向美好出发：重建生活的信心

　　"所有不能将我们打倒的，终将成为一副盔甲，使我们更加强大。"众志成城，我们终将从疫情中走出来，重整行囊，收拾心情，与春天约会，向美好出发。就像 1999 年《南方周末》的新年贺辞说的，"阳光打在你的脸上，温暖留在我们心里……让无力者有力，让悲观者前行，让往前走的继续走，让幸福的人儿更幸福"。

正视替代性创伤，走出内心的阴霾

　　很多经历疫情的人，在此后的较长时间里会出现容易发火、难以入睡、心浮气躁等症状，情绪波动也往往较大。因为目睹大量悲惨的和破坏性场景，受损害程度超过部分人群的心理和情绪的耐受极限从而间接导致的各种心理异常现象，被称为替代性创伤。

　　"替代性创伤"（vicarious traumatization）这一概念最早由麦卡恩（Lisa I. McCann）和珀尔曼（Laurie Anne Pearlman）提出。[1] 英格拉姆（Richard Ingram）和巴伦（Ian Barron）进一步指出，替代性创伤也被视为同情倦怠（compassion fatigue），指的是因卷入案主的创伤经历而产生痛苦，进而导致专业人员在情感层面和认知层面出现反应能力下降的现象。[2] 这主要是因为人类具有强大的共情能力，

① McCann，I. L.，& Pearlman，L. A.（1990）. Vicarious traumatization: A framework for understanding the psychological effects of working with victims. *Journal of Traumatic Stress*，3（1），131-149.

② 英格拉姆，巴伦. 张骁健，译.（2018）. 社会工作与替代性创伤：情感卷入的风险与机遇. *社会建设*，5（2），45-46.

通过观点采择和想象，可以将他人的痛苦投射到自己身上，产生亲身经历般的莫名感受。多次看到武汉等地新冠肺炎患者承受的痛苦和恐惧，看到一些人无法救治，人们也能体会到强烈的痛苦。有数据显示，当遭遇灾难性事件时，个体越接近灾难现场，遭受心理创伤的危险性就越大。

作为目睹这一切的普通大众，应该如何克服替代性创伤呢？首先，需要正视负面情绪，觉察自己的情绪状态，也可以通过一些量表进行诊断。其次，理性分析负面情绪背后的原因，梳理和改变非理性信念。再次，尝试保持规律的作息，使生活回归现实，可以为自己安排一个工作计划，将精力投注在能及时完成的事情上。最后，加强人际互动，适当娱乐，通过宣泄的方式合理引导情绪，将注意力保持在积极的事情上。

疏解幸存者内疚，拥抱新生活

在疫情发生后，有一个长期的心理挑战需要全社会共同面对，那便是幸存者内疚。幸存者内疚是指一个人认为在创伤事件中幸存的自己是有过错的。我们因为自己幸存而感到困惑和内疚，甚至宁愿自己也遭遇不幸。

英国心理学家约瑟夫（Stephen Joseph）认为，产生幸存者内疚主要有三个原因：第一，别人面临生命危险，而自己平安无事；第二，觉得自己没能做到某些事情，比如看到那么多人的生命受到威胁，自己却无能为力；第三，曾经做过某些事，比如离开疫区，担心自己传染他人，或觉得自己"遗弃"了家乡的人。

在痛苦中幸存下来的人并不像我们想象的那样会带着希冀幸福地

生活下去，相反，很多幸存者在灾难过后会陷入深深的自责，会怪罪自己在帮助他人的过程中做得还不够。还有更多的普通民众，因为身在疫区之外而幸存，但时刻为疫区担忧，并陷入幸存者内疚。该如何处理幸存者内疚呢？

第一，可以选择适度暴露，在同辈的鼓励下，当事人慢慢地分享，逐渐接受自己的道德冲突和内疚感，而不是简单地擦除记忆，或者将它们放在一边不去触碰。因此，如果幸存者内疚困扰着你，你可以尝试寻找一个安全的空间和合适的听众去分享，互助会是一个很不错的选择。

第二，学会自我原谅。过去的行为是无法改变的，无论你多么希望改变，你都只能接受这个事实，表达真心实意的道歉或忏悔，避免在未来发生同样的事情。

第三，通过行为，重新建立信任自己和他人的能力。在日常生活中做一些善意的行为并收到他人的正向反馈，会帮助人们重建信任，相信自己仍然是善良的。

从积极的行动中获取力量

因为我们拥有改变的可能性，所以我们每个人都可以重建对生活的信心。行为引导态度，要改变悲观、消极的观念，就要积极行动。

暴露问题是好事，解决了，这个世界就会变得更好。一个健全的社会需要一套完善的运行机制，而身处其中的每一个公民都可以用实际行动来参与构建。这次疫情给予我们的警示和反思有很多，例如，增强人民监督的力度；开展更多的公共卫生安全教育；建立保护医护人员的法律与法规；保护野生动物，严格管控野生动物买卖，大力宣传食用野生动物的危害性；对慈善机构加强监督，慈善捐赠资金使用须规范和透明；多一点少儿科普，激发少年儿童的科学兴趣，等等。疫情过后，每个人都可以做一个积极的参与者，从而获得积极的力量。

危机讲述了什么样的故事？

面对肆虐的新冠肺炎疫情，党和政府迅速采取行动，切断传染源，减少人员流动和聚集，同时广泛宣传病毒和疾病的传播与预防知识，让普通民众理解隔离和切断传染源的相关举措，从而自觉执行。随着时间的推移，政府采取的这些举措逐渐显现效果，全国范围内的焦虑和恐慌逐渐平复，人们努力安排好自己的居家生活、工作和学习。一切都会过去，这个事件会慢慢沉淀在人们的记忆中，就像 2002 年年末至2003 年春的"非典"疫情一样。多年之后，我们会如何讲述关于新冠肺炎疫情的故事？

戈特沙尔（Jonathan Gottschall）在其作品《讲故事的动物：故事造就人类社会》（*The Storytelling Animal: How Stories Make Us Human*，2013）中，对故事的力量作了深刻的阐述。结构主义学派认为，我们与世界的联系建立在自己的解释的基础上。社会建构主义学者萨宾（Theodore R. Sarbin）声称，人类的行为可以通过故事来解释。[①] 他认为，生活故事揭示了一个人的身份和规划——通过讲述某个

---

① Sarbin, T. R.（ed.）(1986). *Narrative psychology: The storied nature of human existence.* New York: Praeger.

故事，叙述者建构了自己的社会自我。故事的内容包含了叙述者的愿望、目标和约定。可以说，讲故事渗透到人们生活的方方面面，"我们在故事中做梦，做白日梦，通过叙述去记住、预期、希望、绝望、相信、怀疑、计划、修改、批评、建构、八卦、学习、恨与爱"。[①] 通过故事，大脑的记忆系统建构了一个相互连接的网络，某些特定的事件会唤醒或激活其中的某些特定联结。人们通过集体记忆（故事）来认同自己的国家和集体，这成为集体行动的基础。历史经验对人们在危急情况下的行为有巨大的影响。有研究者发现，民族自豪感可以提供安全网，帮助国民渡过难关。[②]

关于祖国和民族的集体记忆

2020 年 2 月 3 日，《华尔街日报》刊登了美国学者米德（Walter Russell Mead）的文章《中国是亚洲真正病夫》（*China Is the Real Sick Man of Asia*）。看到这篇文章的标题，相信很多人会被唤起曾经的集体记忆，这些记忆让我们痛苦和愤怒。幸运的是，中国人从来没有习惯讲述"卖惨"故事，在中国的故事中充满不屈和自强。我们从小听着"盘古开天辟地""夸父逐日""精卫填海"的故事长大，它们构成了我们对自己的国家和民族的认同，也构成了我们行动的基础。中华民族从来不会屈服于所谓的命运，我们习惯靠奋斗与拼搏创造一片天地。

[①] Hardy，B.（1968）. Towards a poetics of fiction: An approach through narrative. *Novel, 2*, 5–14.

[②] Schivelbusch，W.（2003）. *The culture of defeat: On national trauma, mourning, and recovery*. New York: Metropolitan Books.

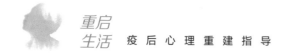
关于灾难，我们的集体记忆是什么？几乎每个中国人都听过"后羿射日""大禹治水"的故事，几乎每个中国人都能讲这些故事，它们诠释了中华民族对灾难的理解和态度。先民们没有期待和等待万能的上帝派来一艘"诺亚方舟"救自己于水火之中，而是靠自己的努力去改变现状，追求幸福。这种勇气从未消失过。1976年唐山大地震发生后，我们重建了家园。1987年大兴安岭林区的森林大火是中华人民共和国成立以来最严重的一次森林火灾，一共有5万多人参与扑救，耗时28天将大火彻底扑灭。在那个科技发展水平远不如今天的年代，凭着一股气势，我们为自己的家园赢得生机。在1998年的世纪大洪灾中，中国人众志成城，抵御了危机。2003年，我们战胜了"非典"疫情。2008年，我们扛过了汶川地震的打击，重建了汶川。一个个战胜灾难的故事，诠释了坚强不屈的民族性格，它们成为民族的集体记忆。新冠肺炎疫情的故事最终也会以人民的胜利画上句号，成为我们国家和民族的又一个集体记忆。

所有的故事都有开始（或历史）、中途（或现在）、结束（或未来），对现在事件的诠释不仅由过去的经验塑造，也由未来决定。我们经历的这场新冠肺炎疫情的暴发会被如何诠释？也许民众从来没有像今天这样感受到国家富裕了，家底厚了！财政部在2020年2月7日的新闻发布会上宣布，新冠肺炎确诊病人由国家免费治疗。同时，由于隔离的需要，有大量的工厂停工，公路等交通也被严格管控，但居民的日常生活供应并未受到很大影响。我们有高效的行政管理体系，上至国家层面对疫情严重地区严防死守，下至社区与居委会人员挨家挨户上门查访，下沉式管理，阻止了疫情进一步恶化。今天的互联网技术也值得写入我们的故事。在未来，当我们分享自己在新冠肺炎暴发期的故事时，会提及自己的居家生活，互联网技术让我们可以实现在家上班和上课，网上办公、网上学习成为生活的常态。在大的时代背景下，也许我们每个人都很渺小，但我们是历史的一部分，我们正在书写着历史。

　　故事的影响为何如此之大？特纳（Mark Turner）提出，故事是"思维的基本工具"，是我们"看未来、预测、计划和解释的主要手段"。[①]故事为人们提供了思想和行动的脚本。所谓"脚本"，在汉语词典中的解释是"表演戏剧、拍摄电影等所依据的底本"。演员依据脚本来表演某个人物，脚本决定人物的行为、悲欢离合和结局。在计算机术语中，脚本指一种纯文本保存的程序，这些程序一旦启动就可以运行，执行某种功能。在简单脚本中，英雄就是英雄，懦夫就是懦夫。儿童故事中通常使用简单脚本。复杂脚本可能会表现出英雄有软弱的时候，情节跌宕起伏，最终是英雄的行为才成就了"英雄"。心理学家会根据脚本的复杂程度来判断个体的成熟程度。从发展的视角来看，似乎每个人根据自己的经验形成自己的人生脚本。但事实并非如此，我们的人生脚本与我们如何讲述自己的故事有很大的关系，也和我们内化的脚本有关，比如家庭内流行的脚本、社会媒体传播的脚本，以及小说、电影等传递的脚本，这些对每个个体脚本的形成影响很大。

---

① Turner, M.（1996）. *The literary mind: The origins of thought and language.* New York: Oxford University Press.

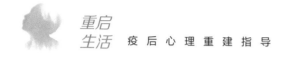
这次新冠肺炎危机也许给了我们一个契机、一次停顿，让我们不再茫然奔波，不用每天醒来就要考虑今天的交通状况，也不用急匆匆地参加各种聚会和饭局。我们停下来，和家人相处，和自己相处。在这段亲密相处的时光中，我们可能收获了很多温情，也可能出现更多的矛盾和冲突。也许我们可以审视一下自己的家庭脚本和人生脚本，看看哪些故事并不是自己想要的，哪些脚本植根于他人的视角，以及自己是不是无意中把人生的舞台让给了他人，让他人书写自己的脚本。

关于家庭和亲人的脚本

家庭中每天都会发生很多事情，家人的行动取决于家人赋予事件的意义，事件的意义又与每个人关于该事件的内在脚本有关。每个家庭会有自己的脚本，这些脚本来自构成家庭的每个成员内化了的脚本，而每个成员的脚本可能来自他们的成长经历和经验，例如小说和各种媒体讲述的关于家庭的故事，身边人讲述的家庭故事，等等。可以说，有无限多个有关家庭的脚本。即使是在单个家庭内部，这些脚本也不是单一存在的，好的脚本会随着家庭成员的变化而发生相应的改变。在家庭成员的变化中，最显而易见也最容易在日常生活中被忽视的是家庭成员的年龄变化和成长阶段的变化。有研究者[1]提出家庭生命周期阶段理论，认为每个家庭在不同的发展阶段需要完成相应的任务（见表1-1）。

---

[1] Hill, R.（1970）. *Family development in three generations*. Cambridge, MA: Schenckman Publishing Co.

表 1-1　家庭生命周期的阶段 [①]

	家庭生命周期的阶段	阶段转换的情感过程：关键变化	家庭发展所需的二级变化
第一阶段	离开家庭：单身青壮年	接纳自我的情感和经济责任	• 将自己从原生家庭的关系中分化出来 • 发展同辈亲密关系 • 建立起与工作和经济有关的自我
第二阶段	通过婚姻建立家庭：新夫妻	对新系统产生承诺	• 婚姻系统的形成 • 调整与扩展家庭和朋友的关系，指纳入配偶
第三阶段	有年幼子女的家庭	接纳进入系统的新成员	• 调整婚姻系统，从而为孩子留下空间 • 共同承担养育孩子、分担开支和家务的任务 • 调整与扩展家庭的关系，以纳入父母和祖父母的角色
第四阶段	有青少年子女的家庭	提升家庭界线的弹性，从而允许孩子的独立和祖父母身心功能的下降	• 转换亲子关系，从而允许青少年进入或离开系统 • 重新重视人到中年的婚姻和职业议题 • 开始转向照顾上一代

[①] 尼科尔斯．方晓义婚姻与家庭治疗课题组，译．（2018）．*家庭治疗：概念与方法（第 11 版）*．北京：北京师范大学出版社．

（续表）

	家庭生命周期的阶段	阶段转换的情感过程：关键变化	家庭发展所需的二级变化
第五阶段	孩子离开家庭	接纳进入和离开家庭系统的人与事	• 协商作为二人世界的婚姻关系 • 发展成人和成人之间的关系 • 调整关系，从而接纳姻亲关系和孙辈 • 处理父母（祖父母）的衰弱和死亡问题
第六阶段	家庭的晚期	接纳代际角色的转换	• 处理自己和／或配偶在身体状态变差时功能和兴趣的改变：探索新的家庭角色和可能的社会角色 • 更多地支持中生代的核心角色 • 为老年人的智慧和经验腾出空间，支持老年人，但对他们不包办，不代替 • 处理丧偶、失去兄弟姊妹以及其他同辈的问题，为死亡做好准备

我们可以对照表 1-1，看看自己的家庭正处于家庭生命周期的哪个阶段，家庭的现行脚本是否与发展阶段相匹配。通常情况下，容易出现冲突的时期是每个阶段向下一个阶段转变的时期，此时旧的脚本没有及时更新，不能适应新的发展需求。比如，进入青春期的孩子对独立的需求日益增长，如果父母没有作出相应的调整，冲突就会增加。还有一些矛盾起因于家庭成员处于不同的发展阶段，例如孩子处于第一阶段，父母处于第五阶段，放寒假回家的大学生被父母"嫌弃"或"嫌弃"父母，就属于此类矛盾。

从家庭中的个人来看，每个人都扮演着不同的角色，可能是丈夫或妻子、父亲或母亲、儿子或女儿。作为丈夫或妻子，我们拥有什么样的脚本呢？每个编剧对如何扮演丈夫或妻子的角色都有自己的观点，受不同文化或理论的影响。比如经典主义更看重夫妻的传统角色——男主外，女主内：丈夫把更多的时间和精力放在工作和事业上，为家庭提供经济支持，是家庭社会经济地位的主要支柱；相对而言，妻子可能更关注孩子的抚养和教育，处理家庭内务以及与家庭相关的人际关系。后现代主义可能更看重夫妻双方的平等和分工合作，夫妇双方都为家庭经济作贡献，也都承担抚养孩子的义务和家庭内务。以上是简单地用两个不同派别来示例，假如有信奉上述派别的两个编剧，他们写出的剧本肯定不一样，但这不妨碍他们都是一部好电影的编剧，以及我们会觉得这两部电影都很不错。接下来的问题是，电影的夫妻脚本会影响我们自己的夫妻脚本吗？肯定会。所以，我们可以利用这一段亲密生活的时光，审视自己的夫妻脚本。

事实上，上述两个脚本很难调和。换言之，我们不能要求扮演传统角色的夫妻同时演绎后现代脚本，反之亦然。可以设想一下，有一对年轻夫妻，双方都受过很好的高等教育，都有自己的工作和事业，且事业正蒸蒸日上，大部分家庭事务是分工合作——这是一个后现代夫妻的脚本。而他们的父辈遵循的是传统脚本，夫唱妇随，在重大决策方面，丈夫有绝对决定权。有一天，小家庭遇到了重大且棘手的问题，无论如何决策，收益和损失都很明显，夫妇双方都承受着巨大的压力。如果遵循后现代夫妻的脚本，他们应该共同决策，共同承担风险，但此时妻子也许会冒出一个想法："现在的男人真不够大丈夫，我爸就没有让我妈

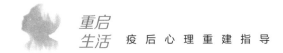

为此类事情操过心，他都是自己扛下来。"对，这就是生活，我们有很多脚本，总是会提取那个对自己有利的脚本来表演。当然，类似情况在丈夫身上也出现了，他也许会在心里说："看看，我妈是怎么做老婆的！"所以，可以利用疫情期这段宅在家中的时间，好好反省一下自己关于夫妻的脚本，做一些沟通和协调。脚本是什么内容不重要，重要的是要取得相对一致的认识。要好好沟通，理解对方的脚本，理解对方会偶尔"出戏"；当然，"出戏"的人也要有自觉性，不要觉得"出戏"是一件理直气壮的事情。或者，双方可以共同升级自己的脚本，这是长久之计。顺便说一下，如果家庭处于家庭生命周期的第三、第四阶段，孩子会内化父母显现出的关于夫妻的脚本，他们一方面会内化同性别一方的脚本，另一方面会形成对对方性别脚本的期待，所以，夫妇相处状态不仅会直接影响孩子的成长，而且会间接影响孩子如何讲述自己的故事，编写自己的人生脚本。

接下来审视一下父母脚本。一个人不管现在是不是现实意义上的父母，他／她都有自己的父母脚本，也就是应该如何做父母的模板。换句话说，即便我们让一个孩子来表演父亲或母亲，他／她也能够表演出来，这说明他／她有内在的父母脚本。所以我们才会说这样的话："你是一个好父亲／母亲。""有你这样当父亲／母亲的吗？"现在流行的父母脚本有些矛盾，过去常说"严父慈母""养不教，父之过"，在今天的家庭中，教养孩子的责任更多地落在母亲身上。"不管学习是亲妈，一搞作业就是后娘。"大家有兴趣的话可以列一列相关的脚本，看看自己的行为是不是与预想的脚本一致。如果不一致，就要问问自己，真实的父母脚本到底是什么，这样有助于澄清作为父母的目标和行为，有利于理解为什么总是好心办错事，为什么难以得到孩子的认同。趁着这段时间好好想一想，也许就有答案了。在最近经常接到的线上心理咨询中，有一类问题就是亲子冲突升级，通常是父母询问"如何才能让孩子听话"。请父母思考一个问题：你们真的需要一个很听话的孩子吗？审视一下自己真正想要一个什么样的孩子，听话的？学习好的？懂礼貌的？爱父母的？……在思考这类问题的时候，请把眼光放长远一些，想一想 10 年或 20 年以后，孩子会怎样。听话的孩子会在未来长成一个听话的成人，他能在成人世界立足吗？要求孩子学习好的目的是什么？因为孩子自控力不强，就严格管束孩子的一切行为，这能增强孩子的自控力吗？

　　之所以有各种各样的家庭问题，还有一个原因是，家庭成员经常混淆自己的脚本，比如应该启动夫妻脚本，却启动了父母脚本或工作脚本。每个人都扮演着多个不同的角色，每一种角色各有其对应的脚本，但就像一个演员同时接演了很多戏，在不同的剧情间频繁地切换，难免记错剧本，演错角色。这种情况在一些家庭中经常发生，如果演错了，或者自己没有意识到，就会发现其他家庭成员也会切换他们的脚本。比如，本来是夫妻对话，变成上下级间的工作交代；本来是亲子交谈，变成老师与学生的对话。这些都可能是家庭中各种不和谐的根源。

　　除了作为社会人需要扮演各种社会角色之外，我们还是我们自己。每当夜深人静，远离喧嚣，一个人静静安坐时，要怎么回答"我是谁，我要到哪里去"这类问题？假如很不幸，你被单独隔离了，离了他人，你能安适地与自己相处吗？

我们自己的人生脚本是什么？

在疫情援助心理热线值班时，有一个电话让我印象深刻。这个电话是一位研究生打来的，她说在电视和新闻报道中看到很多同龄人战斗在抗击新冠肺炎疫情的第一线，反观自己，还在读书，似乎一事无成，感到极度焦虑。这里面涉及一个很有意思的概念——社会比较，也叫人际比较。这是社会心理学的一个概念，指的是在现实生活中，人们往往通过与周围人的比较来定义自己的社会特征（如容貌、能力、智力等），而不是根据客观的标准来定义。它是人们在社会交往过程中不可避免的心理现象。为什么不可避免？因为这种比较是具有社会意义的，可以帮助人们评估自己在人群中的社会地位，因此它通常发生在朋友、同龄人、熟人之间。之所以会引发焦虑，是因为朋友或同龄人的成功可能比陌生人或非同龄人的成功更有威胁性。对学生来说，未来进入社会将要面对的竞争对象通常是同龄人，我们一般不会和一个不相干的人比较。这个问题既然引发了关于成长及未来发展的焦虑，那么不妨借此机会审视自己以及自己的未来规划。

我们仍然从审视自己打算讲一个怎样的人生故事开始。故事揭示了人们如何看待和理解自己的生活，其建构既反映了讲述者当前的内心世界，也反映了其所生活的社会和世界的各个方面。不妨问问自己："我想要什么？"这个问题可能一时难以回答。我们可以问得更具体一些，比如："如果我已成为自己希望成为的人，那么我会是怎样的人呢？"为"这个人"讲述一个人生故事吧，给他写一个脚本，看看他会如何想，如何做。还可以问自己："如果我已经过上了自己希望的生活，我会做些什么？"或者问自己："我生活中最匮乏的是什么？""是什么阻碍了我作出改变？"在回答这些问题之前，我们需要用很大的勇气正视自己的问题。很多时候，我们宁愿欺骗自己，也不一定愿意严肃、认真地审视自己，我们用的最多的借口就是"没有时间想这些"，因为"破茧而出"是很疼痛的。但是，这种逃避会阻碍自我成长。

　　在回答上述问题的过程中，你可能会发现自己的内在脚本。如果对这些脚本追根溯源，你会发现一部分脚本来自父母灌输给我们的信息，以及我们对父母要求的那些"应该……"或"必须……"作出的反应；一部分来自童年和青少年阶段的经历；还有一部分来自社会文化系统。在成年之后，我们会依据这些脚本来生活和做事。审视自己的人生脚本对一个人的成长非常重要。一般来说，对自己人生脚本的认识越深入，就越有可能去改变它。

　　以前述那位打来电话的研究生为例，她感到焦虑（焦虑通常由对未来的担忧引发），就可以问问自己："我在担忧什么？""同龄人已经起跑了，我输在起跑线上了？""他们已经找到事业的位置了，我还很茫然，我能找到心仪的工作吗？"……可以这样循环地问下去，在此过程中发现自己的脚本。有些脚本需要更新，比如，"输在起跑线上"这个脚本的潜在含义是什么？是否合理？也可以找到问题，开始解决和处理，比如将"能找到心仪的工作吗？"转变为"如何才能找到心仪的工作？"。当然，什么是心仪的工作，每个人的脚本不一样。

　　每个国人都受到这场新冠肺炎疫情的影响。这个春天注定不平凡，会被记入国家史册，也会出现在大多数普通人的人生故事中。若要创造生活的意义，表达我们自己，经验就必须"成为故事"。如何讲述这个"故事"，取决于我们赋予经验的意义。对中国人来说，我们不喜欢

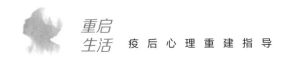

悲剧故事，我们讲述的故事通常会有一个光明的结果，一个通过努力赢得胜利的结果，我们从骨子里相信，再多的艰难困苦都会过去。我们相信，通过勤劳与奋斗就可以为自己、为家园赢得未来；我们相信，不管幸福之门多么沉重，只要用力去推，就一定能打开。

本章作者

灾难的心理学含义　　　　　　　　　李兰馨
识别灾难环境中的风险因素　　　　　高明媚
理性面对群体间的偏见与歧视　　　　裘　怡
向美好出发：重建生活的信心　　　　安丽娜
危机讲述了什么样的故事？　　　　　潘晓红

第二章　哀恸、创伤和自责：创伤压力触发的心灵之痛

新冠肺炎疫情影响了所有中国人的生活，这是一件波及全中国乃至全世界的压力事件，我们的生活、身份、信念和人际关系都面临突如其来的挑战。如何帮助人们从创伤压力中走出来，抚平心理伤口，寻回自我，重建人生意义、价值观和人际网络，是需要重点关注的问题。

灾难后的心理应对周期

2003 年的严重急性呼吸综合征（severe acute respiratory syndrome，简称 SARS，也称非典型肺炎或"非典"）曾迅速蔓延到 30 多个国家，世界范围内报告了 8000 多个病例，造成 774 人死亡。患者面临一种新型致命传染病，需要强制隔离治疗，还要防范与亲友发生交叉感染。为了紧急控制病情，当时的治疗方案往往包括使用高剂量类固醇药物，导致很多患者的骨骼有血管坏死（avascular necrosis，简称 AVN）的风险。17 年后，比"非典"传染性更强的新型冠状病毒肺炎（novel coronavirus pneumonia，简称 NCP，也称新冠肺炎）再次引发危机。截至 2020 年 3 月 29 日，全球范围内累

计有超过 66 万人确诊，并造成 3 万余人不幸身故。危机在人们（尤其是受灾最严重地区的民众）心中形成的伤口，可能需要相当长的时间（数月甚至数年）才能痊愈。这一过程中，需要得到专业的心理援助和医学援助。

灾难不仅由事件本身定义，也由社会心理标准来定义：（1）它造成精神痛苦；（2）它带来消极情绪；（3）它导致对人类环境的干扰；（4）它破坏了社会的功能，例如生产停滞，人际交往被隔断。克鲁克（Louis Crocq）2002 年在给灾害受害者医疗 / 心理干预特别小组的建议中提到，"在灾难中，每个受害者、目击者和营救者被伤害的不仅有他的个人自我（personal ego），还有其公共自我（communal ego）"。[①] 因此，心理救援不仅要考虑个人，还要考虑集体的反应和行为。

灾难发生后的三个心理阶段

克鲁克 2002 年提出，灾难心理学（disaster psychology）通常用三个阶段来区分灾难后的心理特点：即时阶段（immediate phase，头几个小时）、后即时阶段（post-immediate phase，头几天或头几周）与慢性阶段（chronic phase，一个月后）。但这个分类主要针对地震、台风等突发的破坏力大、持续时间短的灾难，由于传染病往往会在暴发后的很长时间内保持破坏力（尤其是疫情比较严重的地区），治疗过程也比较长，因而这三个阶段对每个人来讲也会相应延长。

---

① Crocq, L. (2002). Special teams for medical/psychological intervention in disaster victims. *World Psychiatry, 1*（3），154–155.

即时阶段是对灾难的直接反应阶段，这一阶段的反应通常是压力的正常适应性生物生理反应。我们感到恐慌、焦虑、气血上涌，这是有用的，它可以让我们对眼前的危机投注全部注意力，调动全部心理和生理能量，作出能挽救生命的决定。但是，如果这种令人不安的精神表现过于强烈，并且反复出现，持续过长的时间，就会耗尽我们的全部精力储备，成为一种令人窒息的压倒性压力。这种压力有四种表现形式：强烈抑制（stuporous inhibition）、失控躁动（uncontrolled agitation）、个体恐慌逃逸（individual panic flight）、自主行为（automatic behaviour，指个体的行为仅为反射或盲目模仿，且个体对自己的行为没有意识或记忆）。

后即时阶段的反应很可能伴随着初始压力症状的逐渐消失，或短暂的情绪或神经活动改变，或心理状态的持续变化。但在这一貌似平静和麻木的阶段，也需要警惕——对于某些创伤易感人群，这段时间很可能正是持久性或慢性心理创伤障碍的开始阶段或潜伏期。在临床上，潜伏期也可能表现出一定的症状，例如困惑、悲恸、异常的欣快和失眠等。

慢性阶段则是临床心理障碍开始逐渐发展和显现的阶段，这些心理改变往往是严重和持久的，并伴有焦虑、抑郁、心身病变或人格病变。需要特别说明的是，经历创伤事件之后，人的认知会改变和重组是非常正常的。"变成另一个人"并不是一种疾病，它可能意味着成熟和成长；只有这种改变极大地影响了一个人的社会功能，导致生活严重受损时，才是需要心理干预介入的时候。

需要注意的是，不同于个体的心理发展，在灾难发生后，集体或社会同样具有自己的灾后心理特征。适应性集体心理特征包括：保持团队结构；保持领导；提供互助。不适应性集体心理特征则包括：集体恍惚（对灾难的反应被动而缓慢）；集体恐慌（不顾一切地逃逸，无情地推翻和践踏前进道路上的一切事物）；暴力释放；寻找替罪羊；不断坚持的倒退的欲望。这些不适应性集体心理最终表现为：社会结构被破坏；领导力消失；无政府主义心态盛行，人们不再团结。

心理健康干预的阶段性建议

克鲁克建议，心理健康干预同样要根据灾后心理发展的不同阶段采取不同措施。

在即时阶段，需要尽早进行心理健康干预，因为越早得到心理帮助的受害者，其心理后遗症就越轻。这一阶段的干预措施包括医疗专业团队提供的医疗/心理护理，以及心理学家、精神卫生人员（在专业工作者的帮助下）提供的心理支持。这一阶段的心理援助主要包括听取受害者表达压力或创伤经历的信息，并提供有关身心反应、症状和演变的信息，这种心理护理和支持叫作"解除陷阱"（defusing）。

在后即时阶段，不仅要确保住院患者的医疗/心理随访，还必须向有需要的受害者和救援人员提供基于个人或团体的"汇报"（debriefing）治疗。针对救援人员的汇报原则应当按照认知和叙事原则进行，针对受害者的汇报原则应当基于情绪表达（情绪宣泄方法）进行。

在慢性阶段，必须尽快确保对创伤相关心理障碍（见后面小节）的诊断和治疗，尽量不要出现延误，以免病情恶化。这种治疗必须由经过灾难精神病学培训的精神科医生和临床心理学家在特定的环境中进行

（这不同于普通的心理障碍患者发病的状况，因为灾难的受害者往往意识不到自己有可能出现心理症状）。

出现集体或社会恐慌时，需要政府管理部门采取公共干预措施，集体失调行为也需要精神卫生人员的妥善干预，这些由上至下的干预措施是个体恢复心理健康的有力保障。

非常重要的一点是，灾难发生后心理救援的干预效果取决于社会是否建立成熟的灾难预防措施。克鲁克建议，在经常遭受自然灾害袭击的国家，应该建立以下四个阶段的长期预防措施：（1）信息充分，提供关于风险和危险的正确信息；（2）道德教育，促进相互帮助和团结；（3）指导说明，提供有关自我保护和救援手段的详细指导说明；（4）练习和训练，提供针对救助者和领导者的教育，要充分学习和了解如何应对受害者和救助者的压力，以及这些压力有可能产生的严重后果，采取相应的措施，防患于未然。

受害者的分级救援原则

科恩（Raquel E. Cohen）在 2002 年提到，可以根据灾难的物理影响是直接的还是间接的，来区别不同类型灾后幸存者的需求差异。[①]在新冠肺炎疫情中，第一级幸存者应该是那些受创伤事件影响最大的人，例如新冠肺炎患者（尤其是重症患者），还有因为疫情而痛失亲人的人。第二级幸存者是主要幸存者的近亲，他们是最能对亲人的悲痛感同身受的人。第三级幸存者是救援人员、医护工作者、心理健康援助

---

① Cohen, R. E.（2002）. Mental health services for victims of disasters. *World Psychiatry, 1*（3），149-152.

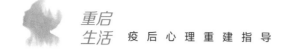

人员、红十字会人员、急救人员、消防员、警察等主要承担救援工作，并且和第一级、第二级幸存者有密切接触的特定职业人群。第四级幸存者是社区中参与灾难救援和报道的其他人员，例如记者和政府人员。第五级幸存者是在看到或听到媒体报道后可能感到痛苦和不安的人。但是，恶性传染病引发的灾难具有特殊性，即与患者频繁接触的人群很有可能自己也感染疾病，或者不断承受着感染疾病的威胁，所以第二级、第三级和第四级幸存者也有很大的可能成为第一级幸存者。在进行心理救助时，需要特别注意区别援助对象的类型和需求，提供合适的救助方案。

为了提供更多的有针对性的心理救援措施，我们在这里整理了针对医护人员、警察、消防员、军人、社会工作者和记者等特定职业人群的心理创伤研究和救援措施，以供参考。

"非典"疫情的启示

以上所述都是灾难后心理健康干预的基本原则和手段，但恶性传染病带来的灾难与常见的自然灾害在时间周期上存在显著不同，需要有针对性的研究结果作为依据。新冠肺炎虽然是一个全新的病毒，但是它和当年的"非典"一样，都是一场突然降临的生物灾难（bio-disaster），这种创伤经历带来的心理影响并不亚于其他重大灾难（例如地震、台风等自然灾害或恐怖袭击等人为灾难）。我们可以从"非典"疫情结束后发表的心理学研究成果中学习经验，为这场新冠肺炎之战后期的心理恢复和重建做好准备。

2010年，香港的麦永接（Ivan Wing Chit Mak）等人调查了1394名"非典"幸存者，发现创伤后应激障碍是幸存者中最普遍的长期精神病诊断之一。[1] 疫情结束时，"非典"幸存者中累积患创伤后应激障碍的比例为 47.8%，而 25.5% 的人群在 30 个月之后仍然符合创伤后应激障碍的诊断标准。1995 年，凯斯勒（Ronald C. Kessler）等人基于 5877 名患者的国家共病调查（National Comorbidity Survey）证实，创伤后应激障碍患者同时患抑郁症的比例高达 48.2%。[2] 2004 年，哈维鲁克（Laura Hawryluck）等人研究了 129 名因"非典"疫情被隔离的加拿大人，分别在 28.9% 和 31.2% 的受访者中发现了创伤后应激障碍和抑郁的症状。[3] 2005 年，香港研究者在 131 名"非典"幸存者出院 1 个月和 3 个月后对其进行了调查，发现出院 1 个月后，有 10%—35% 的幸存者报告有焦虑、抑郁的症状，或者两者兼有；大多数幸存者在出院 3 个月后症状的严重程度显著降低。[4] 但需要注意的是，获得研究问卷的"非典"幸存者原本有 476 名，只有不到 28% 的幸存者参与了两次调查，因此，不排除超过 70% 未参与研究的幸存者的心理困扰更严重的情况。

---

[1] Mak, I. W. C., Chu, C. M., Pan, P. C., Yiu, M. G. C., Ho, S. C., & Chan, V. L. (2010). Risk factors for chronic post-traumatic stress disorder (PTSD) in SARS survivors. *General Hospital Psychiatry, 32* (6), 590–598.

[2] Kessler, R. C., Sonnega, A., Bromet, E., Hughes, M., & Nelson, C. B. (1995). Posttraumatic stress disorder in the National Comorbidity Survey. *Arch Gen Psychiatry, 52* (12), 1048–1060.

[3] Hawryluck, L., Gold, W. L., Robinson, S., Pogorski, S., Galea, S., & Styra, R. (2004). SARS control and psychological effects of quarantine, Toronto, Canada. Emerging Infectious *Diseases, 10* (7), 1206–1212.

[4] Wu, K. K., Chan, S. K., & Ma, T. M. (2003). Posttraumatic stress after SARS. *Emerging Infectious Diseases, 11* (8), 1297–1300.

2014年，应世界卫生组织邀请，芬伯（Harvey V. Fineberg）回顾了包括"非典"和甲型流感病毒（H1N1）在内的流行病经验，提出了一个令人不安的结论："世界并未准备好应对严重的流感大流行或任何类似的全球性、持续性、威胁性公共卫生紧急事件。"[①] 时隔六年，2020年的新冠肺炎疫情印证了这个结论。正如芬伯所说："流感和其他恶性传染病的暴发将继续挑战决策者和公共卫生领导者在压力和不确定条件下作出决策的能力，也将挑战国家主管部门和世界卫生组织在资源不足的情况下更有效地开展工作的能力。"但我们不应该灰心，我们很难真正阻止病毒的流行，因为病毒本来就是我们所生存的大自然的一部分，而我们对这个狡猾而多变的对手依然知之甚少。我们能够做到的就是在灾难发生之后尽可能团结互助，将灾难的后果降到最小，同时及时总结经验教训，不断改进和完善。最重要的就是：不要遗忘，以及永远做好准备。

下面介绍疫情压力最常触发的几种心理障碍，包括延长哀伤障碍、创伤应激障碍和抑郁症。首先，满足临床诊断的心理障碍应该得到最优先的治疗和干预，因为它们对人们的生活和生理、心理健康的影响最为严重，干预得越早，越能够避免出现严重的后果。其次，根据受害者的分级救援原则，除了灾难的直接受害者，也需要特别关注一线医护人员、警察、消防员、军人、社会工作者和记者等职业人群，因此这里也重点整理和总结了相关研究文献，供相关单位和人员参考。再次，为

[①] Fineberg, H. V. (2014). Pandemic preparedness and response — lessons from the H1N1 influenza of 2009. *The New England Journal of Medicine, 370*, 1335-1342.

了梳理重大突发创伤性事件对个人和社会的心理影响，我们将搜查范围扩大到包括自然灾害和人为灾难（如恐怖袭击）在内的相关研究，包括但不局限于"非典"、埃博拉等恶性传染病的研究，从而为后续的心理援助提供更全面的视角。最后，我们整理了一些自我心理调节的小工具，方便读者在情绪困扰尚能自我控制和调节的情况下进行"情绪急救"，就像家庭急救包一样。需要强调的是，如果怀疑自己有患心理障碍的风险，或是情绪困扰已经严重到无法自我调节的程度，请及时联系专业的心理咨询机构，或到医院的精神科或心理科就诊，以获得更好的帮助。后面有关章节也会重点介绍一些常见的专业心理咨询方法，供读者参考。

令人痛苦的情绪复合体：悲恸与延长哀伤障碍

亲密关系的丧失往往让我们陷入悲恸（grief）的漩涡。这种悲恸并不是简单的悲戚和忧伤，而是一种令人痛苦的情绪复合体，融合了伤心、愤怒、无助、后悔、自责和绝望等多种消极情绪。当我们全身心沉浸在这种五味杂陈的消极情绪混合体中时，我们的思想往往发生改变。在悲剧发生之后，我们对生命的核心假设（core assumptions）很可能发生变化，同时，我们将不得不重新适应这种已经发生的改变。丧失所爱之人威胁着我们的安全感，让我们怀疑自己驾驭生活的能力。

斯特罗毕（Margaret S. Stroebe）在《牛津压力、健康与应对手册》（*The Oxford Handbook of Stress, Health, and Coping*，2012）中总结了在丧亲这一不幸事件发生后，人们在情感、认知、行为

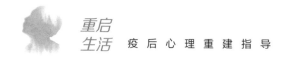

和生理 / 躯体这四个方面的常见反应 (见表 2-1)。

表 2-1　丧亲事件后的常见反应

情感	抑郁、绝望、沮丧、苦恼
	焦虑、恐惧、紧张
	内疚、自责、自我控诉
	愤怒、敌意、烦躁
	快感 (快感丧失)
	孤独感
	怀念、期盼、憔悴
	震惊、麻木
认知	沉迷于有关逝者的侵入性沉思
	感受已故者的存在感
	压制、否认
	自尊心降低
	自我谴责
	无助、绝望
	不真实感
	记忆力问题、注意力集中问题
行为	躁动、紧张、烦躁不安
	疲劳
	过度活跃
	不断搜寻
	恸哭、啜泣、哭泣
	社会退缩

40

（续表）

生理 / 躯体	食欲不振
	睡眠障碍
	缺乏能量、衰竭
	躯体不适
	与逝者相似的躯体不适
	免疫和内分泌变化
	容易生病

这些反应都是正常的，有的人表现出轻度和短暂的悲恸，有的人表现出极端和持续数月甚至数年的悲恸，并没有所谓的"合适范围内的精神痛苦"，每个人都有权利以自己的方式悼念逝者，以自己的方式延续失去了逝者的现实和生活。戴维斯（Christopher G. Davis）在1998年提到，在大多数情况下，当人们重新适应时，常常采取两种方式：为失去赋予意义（making sense of loss），从经历中获益（benefiting from the experience）。[1] 为失去赋予意义的常见例子如"这是命中注定"式的天命论，他 / 她的牺牲换来了更多人的生存，他 / 她常年糟糕的生活习惯导致既定的结果，等等；所谓的"获益"包括丧亲之痛让生者更加珍惜生命，更加呵护亲密关系，或者为了完成逝者的遗愿更加努力地生活，等等。通过这些不同的适应方式，我们的身份（自我评价）和对未来的计划很有可能发生了永久性改变。

---

[1] Davis, C. G., Nolen-Hoeksema, S., & Larson, J. (1998). Making sense of loss and benefiting from the experience: Two construals of meaning. *Journal of Personality and Social Psychology*, 75 (2), 561–574.

并不是所有人都能适应这种永久性生活改变。事实上，很多人无法从悲恸中走出，陷入慢性长期悲恸并严重损害了生活。2015 年发布的《国际疾病分类（第 11 版）》（*International Classification of Diseases*，11th Revision, 简称 ICD-11）中列出了一种叫作"延长哀伤障碍"（prolonged grief disorder, 简称 PGD）的心理疾病，指在丧失关系亲近的人六个月之后，人们对逝者的思念和哀伤依然弥漫在生活的各个方面，并严重损害了个体的社会功能。

我们无法从"非典"的研究中获得关于延长哀伤障碍的信息，因为延长哀伤障碍是在 2009 年由普利格森（Holly G. Prigerson）等人最先提出的。[①] 患有延长哀伤障碍的人每天至少被以下三种心理压力中的一种折磨：无法停止对失去的亲密关系的回忆（侵入式想法）；感受到失去亲密关系所引发的强烈的情绪痛楚、悲哀和内心剧痛；对逝者的怀念。

长期承受这些心理压力，人的认知、情绪、行为都可能发生改变（见表 2-2）。

表 2-2 长期承受压力导致的改变

（1）对自己在生活中扮演的角色感到困惑，或者对自我的感受减弱（例如感觉自己的一部分生命已经随之消亡了）；
（2）很难接受损失事件的发生；

---

① Prigerson, H. G. et al. (2009). Prolonged grief disorder: Psychometric validation of criteria proposed for DSM-V and ICD-11. *PLOS Medicine*, 10 (12), e1000121.

（续表）

（3）刻意回避有可能提醒损失事件发生的人、事、物或地点；
（4）在损失事件发生后，逐渐失去信任他人的能力；
（5）对于损失事件本身的怨恨或愤怒；
（6）无法开始新的生活（例如无法结交新的朋友，远离原有的兴趣爱好，等等）；
（7）在损失事件发生后，情绪逐渐麻木；
（8）在损失事件发生后，感到生活是不圆满的、空洞的、无意义的；
（9）因损失事件导致晕眩、茫然和震撼。

如果人在很长一段时间里表现出以上 9 种症状中的 5 种以上，就很可能被诊断为延长哀伤障碍。需要说明的是，与挚爱永久性分别所导致的悲恸是人之常情，沉浸在这种悲恸之中也是人性使然，心理障碍的诊断标准并不是为了给人贴上疾病的标签，而是为了判断某些持续性心理状态是否已经严重干扰了正常的生活，帮助人们决定自己或身边的人是否需要得到额外的帮助。

美国心理学家温奇（Guy Winch）在《情绪急救：应对各种日常心理伤害的策略与方法》（2015）一书中提到，丧失亲人和精神创伤造成的心理伤害主要包括以下四个方面。

第一，生活被打断。创伤性压力事件发生之后，我们往往会感受到铺天盖地的情绪困扰，这种情绪困扰不仅伤害感染疾病的人，也会伤害没有感染疾病的人。尤其在信息时代，在疫情引起全国关注的那段时间里，微博和朋友圈等社交平台上那些剧烈的情绪起伏，相信让很多人记忆犹新。

第二，身份被改变。创伤性压力事件很可能会重新定义我们的身份以及我们的人生走向。我们必须从一些全新的角度审视自己的人生，思考自己的内在和活着的意义。当我们失去了生命中宝贵的亲人，或者亲眼目睹活生生的生命就此消失，不期而至的死亡会在我们的人生中留下可怕的空白。如果我们不尝试给这些空白赋予新的意义，我们的丧失痛苦会被放大，基本的自我意识会被粉碎，正如温奇所说，"使我们漂泊在自我怀疑和自我厌恶的惊涛骇浪之中"。

第三，信念被破坏。创伤性压力事件可能挑战我们对世界的基本看法，我们会觉得这个世界不再安全，死亡从未如此迫近。为了重新获得安全感，我们必须寻找灾难的原因，反思事件的经过，分析每一个片段和细节，让发生的一切符合逻辑；更重要的是，如何做才能避免事件再次发生。但是，对于亲身经历过新冠肺炎疫情灾难的幸存者和肩负着救治重任的一线医护人员，不断重温创伤性记忆不但会带来更深刻的情绪困扰，还会让内疚和自责愈演愈烈，触发严重的抑郁情绪。

第四，人际关系被切断。由于相互感染的情况往往在家族成员中发生，很多疫情的幸存者可能同时经历丧失亲人的痛苦。面对这种永远的别离，很多人会退缩到幻想世界里，执迷于在头脑中与已经逝去的亲人说话，拒绝接受残酷的现实。但是，这样做会隔断个体与其他仍然健在的亲朋好友的联系，导致严重的社会退缩和社会隔离，切断获得必要的社会支持的渠道。

有一些悲恸可以通过时间的流逝缓慢疗愈，这取决于每个人面对压力采取的不同应对策略，以及是否获得有效的社会支持和帮助。尽管每个人都有不同的面对丧亲之痛的处理方式，在这个过程中，适当的独处是必要的，但这并不意味着我们必须独自承受这种强烈的心灵之殇。恰到好处的社会支持对于减轻这种悲恸带来的压力是有帮助的，如果觉得专业的心理咨询有效，就要寻求心理咨询师的帮助；如果能够在亲戚、朋友的陪伴中获得慰藉，就不要拒绝温暖的援手。有时候，贴心的宠物的陪伴也能够让心灵获得温暖。最重要的是，不想遗忘悲恸也是可以接受的，这同样是很正常的选择，只是我们需要努力学习如何与悲恸共存，不要被悲恸吞没。

创伤与创伤应激障碍

接触潜在创伤事件通常不会导致心理障碍，但部分人群可能会发展为与创伤相关的心理障碍，例如急性应激障碍（acute stress disorder，简称 ASD）和创伤后应激障碍。在《精神障碍诊断与统计手册（第五版）》（*The Diagnostic and Statistical Manual of Mental Disorders*，5th Edition，简称 DSM-5）中，创伤与应激相关障碍是一个大类，包括适应障碍（adjustment disorder）和创伤应激障碍（traumatic stress disorder），后者又包含急性应激障碍和创伤后应激障碍。

比较严重的与创伤相关的心理障碍是创伤应激障碍，它具有如下五种特征（见表 2-3）。

表2-3 创伤应激障碍的特征

回避行为	患者可能会回避与创伤相关的线索或情境,例如退伍军人可能会回避与战友团聚,或者回避看有关战争或战斗的电影。
重新经历创伤	患者可能会以闯入性回忆、重复出现造成困扰的梦境、有关战场或被攻击者追逐的记忆闪回的形式重新经历创伤。
情绪痛苦、负面想法和功能受损	患者可能会体验到持续的消极想法和情绪,感觉与他人分离或疏远,或者难以有效地进行日常生活。
高度唤醒	患者可能会表现出躯体唤醒度增高的征兆,例如总是很警惕,睡眠和注意力出现问题,容易激怒,或者突然爆发愤怒情绪,以及较为夸张的惊吓反应。
情绪麻木	这个特征在创伤后应激障碍中较为明显,患者可能会感觉内心麻木,失去了爱的感觉和能力。

创伤应激障碍中的第一类是急性应激障碍,指在创伤事件发生后数天或数周内出现急性的适应不良反应,相关症状的出现只限于直接暴露于创伤、目睹他人暴露于创伤或得知亲朋好友经历创伤后一个月内。创伤事件可能包括面对真实或具有强烈威胁性的死亡、严重的人身意外或性侵犯。负责收集人体残骸的搜救人员,或为了了解儿童受虐细节而对儿童进行常规访谈的警察,也有可能发展出急性应激障碍。急性应激障碍描述创伤暴露后第一个月的急性应激反应,其目的是确定可能发展为创伤后应激障碍的人群,并促使他们及早获得医疗服务。

创伤应激障碍中的第二类是创伤后应激障碍,指患者在经历创伤后持续超过一个月的延长适应不良反应,症状会持续数月、数年甚至几十年，并且在创伤事件发生后的数月甚至数年才表现出来。需要说明的是，一部分患有急性应激障碍者确实有可能继续发展出创伤后应激障碍。

创伤后应激障碍与自然灾害和战争经历紧密相关。一般来说，一个人越是直接暴露于创伤中，发展出创伤后应激障碍的可能性就越大。

根据《精神障碍诊断与统计手册（第五版）》，创伤后应激障碍的诊断标准可见表 2-4。

表 2-4　创伤后应激障碍的诊断标准

标准 A

个体受到以下因素的伤害：死亡、威胁死亡、实际或威胁严重的伤害，或实际性或威胁性的性暴力。

（1）直接接触；

（2）亲自见证；

（3）间接地获悉近亲或密友遭受了创伤，如果事件涉及实际死亡或威胁死亡，则一定是暴力或意外事件；

（4）通常在专业职责过程中反复或极端间接地暴露于事件的厌恶细节中（例如，收集遗体部位的搜救人员，反复暴露于受虐儿童的受虐细节中的专业人士），这不包括通过电子媒体、电视、电影或图片进行的间接、非专业暴露。

标准 B

入侵（intrusion），需要满足以下五条症状中至少一条：

（1）经常性、非自愿的和侵入式回忆（儿童可能会在重复游戏中表现出这种症状）；

（2）创伤性噩梦（儿童可能会出现与创伤没有直接关联的令人困扰的梦境）；

（3）从短暂发作到完全失去知觉的连续过程中可能发生的解离反应 [例如闪回（flashbacks），儿童有可能在游戏中重新对事件作出反应)]；

（4）遭受创伤提示（traumatic reminders）后剧烈或长时间的压力困扰；

（5）暴露于创伤相关刺激后的明显生理反应。

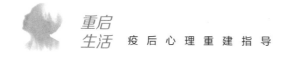

（续表）

标准 C

事件发生后持续努力以避免令人痛苦的创伤相关刺激，需要满足以下两条症状中至少一条：

（1）避免与创伤有关的想法或感受；

（2）避免与创伤有关的外部提示（external reminders），例如人、地点、对话、活动、物体或情境。

标准 D

创伤事件后开始的或恶化的认知和情绪消极变化，需要满足以下七条症状中至少两条：

（1）无法回忆创伤事件的关键特征（通常是解离性健忘，不是由头部受伤、饮酒或吸毒引起）；

（2）对自己或世界的持久的（和经常扭曲的）消极信念和期望（例如"我是坏人""世界极其危险"）；

（3）因为造成自己或他人的创伤后果而抱持的持久而扭曲的自责；

（4）持续的与负面创伤相关的情绪（例如恐惧、惊惧、愤怒、内疚或羞耻）；

（5）对（创伤前）重大活动的兴趣明显减少；

（6）与他人疏远的感觉（例如超脱或疏离）；

（7）有限的情感——持续无法体验积极的情绪。

标准 E

创伤事件后开始或恶化的与创伤相关的唤醒和反应性改变，需要满足以下六条症状中至少两条：

（1）易怒或攻击性行为；

（2）自我毁灭或鲁莽的行为；

（3）过度警惕；

（4）夸张的惊吓反应；

（5）无法集中注意力；

（6）睡眠障碍。

标准 F

症状（在标准 B、C、D 和 E 中）持续存在超过一个月。

（续表）

标准 G 与症状有关的重大困扰或功能障碍。
标准 H 不是由药物、物质滥用或疾病引起。

创伤后应激障碍的风险因素

拉格雷卡（Annette M. La Greca）等人在《牛津压力与心理健康手册》（*The Oxford Handbook of Stress and Mental Health*，2018）中与创伤相关的章节里总结了暴露于创伤事件中的两个关键因素：其一是生命威胁，即事件或对个人构成直接的身体伤害甚至导致死亡，或涉及目击他人受到严重伤害或死亡。总体来说，感知到的生命威胁是创伤后应激障碍的最强预测指标之一。其二是创伤事件发生之后可能造成的损失。例如，由于自然灾害而失去家园或损失财物（导致生活困苦），或由于健康状况恶化而失去工作能力，等等。这些因素都可能在创伤事件结束后很长一段时间内继续导致一系列压力大、破坏性强的生活事件，挑战儿童、青少年和成年人的应对和康复能力，它们同样可能预测创伤后应激障碍的出现和发展。

除此之外，其他创伤前和创伤后的影响因素也可能影响创伤后应激障碍的发生和持续。创伤前的影响因素包括人口统计变量（例如年龄、性别、种族和社会经济地位），创伤后的影响因素包括社会支持（保护因素）和其他生活压力源（不利因素，例如失业和失去家庭成员等）。

还有一种值得注意的创伤性暴露（traumatic exposure）叫作继

发暴露（second-hand exposure）。随着全球新闻访问量的增加，人们通过移动技术可以 24 小时全天候访问新闻，可以在灾难事件发生后的几分钟内听到消息。不仅如此，网络和有线新闻、社交媒体和其他通信工具（例如微博、微信）提供的信息通常附有图像，有时还出现血腥细节。这种灾难细节的潜在的创伤性披露可能会增加个人对威胁和脆弱性的认识。拉格雷卡等人指出，在"9•11"恐怖袭击、俄克拉荷马城爆炸等恐怖袭击事件发生之后，媒体上有关灾难和其他潜在创伤事件的报道越是详细和集中，儿童、青少年和成年人受其影响出现急性应激反应和创伤后应激障碍症状的风险就越高。

"非典"和其他重大突发创伤事件的启示

根据麦永接等人的研究，"非典"幸存者中满足以下条件的人群患创伤后应激障碍的风险较高。[1]

首先，表现出严重疼痛和生理功能障碍的群体。一方面，创伤后应激障碍患者的焦虑程度高，生活适应能力受损，这会使他们出现注意偏差，更加关注疼痛而使疼痛加剧，并导致生理功能障碍；另一方面，疼痛和功能障碍可能持续提醒患者回忆创伤事件，导致创伤后应激障碍症状持续。因此，优化疼痛控制可以降低创伤后应激障碍继发性发展的风险。

其次，对健康的感知可能是一个重要因素。接触新冠病毒后的临床过程、结果和治疗方法对患者乃至医务人员来说，可能是具有威胁

---

[1] Mak, I. W. C., Chu, C. M., Pan, P. C., Yiu, M. G. C., Ho, S. C., & Chan, V. L. (2010). Risk factors for chronic post-traumatic stress disorder (PTSD) in SARS survivors. *General Hospital Psychiatry, 32* (6), 590-598.

性、不可预测和无助的经历，可能威胁到他们对自我、世界和未来的看法。血管坏死是减缓创伤后应激障碍康复进程的重要因素：血管坏死有可能引起疼痛和功能障碍，这与慢性创伤后应激障碍有内在联系；血管坏死的发现发生在"非典"结束后的 6—9 个月，那时患者开始期望自己的身体功能得到改善，但严重的后遗症很可能破坏患者的信心，使他们产生挫败感，进一步影响他们的自我效能感（对个人能力的评估）和信念体系。因此，"非典"出人意料的、长期的身体并发症会影响人们摆脱创伤后应激障碍。在此次新冠肺炎疫情中，2 月 20 日以后，媒体曾多次报道治愈患者在复检中查出核酸阳性的情况，无论是真的愈后复发还是之前的检测是假阴性，都会给患者带来心理负担，这也可能会破坏患者自身的疾病感知，产生疾病无法治愈的挫败感，需要引起心理健康干预者的注意。

再次，患者对个人控制的消极看法。如果患者在疫情出现之前就患有慢性身体疾病（如心脏病等），感染"非典"的经历可能进一步影响他们的自我效能感。不良的身心状况会削弱他们从心理创伤中恢复的先天能力。

最后，女性幸存者患慢性创伤后应激障碍的风险更高。在卫生保健系统中，大多数护理人员和卫生保健助手是女性。《人民日报》3 月 8 号的微博引用了国家卫生健康委员会医政医管局监察专员郭燕红发布的数据，在抗击疫情的 4.26 万医护人员中，女性医护人员有 2.8 万名，占整个医疗队的 2/3，这尤其需要关注和重视。

哈维鲁克等人的研究显示，在加拿大因"非典"疫情被隔离的人中，具有以下因素的人患创伤后应激障碍和抑郁症的风险更高。[①]
（1）隔离时间超过 10 天的人报告由创伤引起的主观困扰更多。（2）认识或直接接触"非典"患者可能带来更大的患病风险。（3）家庭年总收入较低的被隔离人员可能需要更多的支持。所有受访者都描述了一种孤立感：强制性缺乏社交，特别是缺乏与家庭成员的身体接触被认为是极其困难的事。隔离在家的人不能见朋友，不能工作，不能购买日常生活的基本必需品，不能购买处方药等，这使他们与外界的距离增加了。戴口罩也给他们带来了不便，增加了隔离感。在某些情况下，对温度的自我监控也引起了极大的焦虑。需要指出的是，该研究调查的人群数量超过 1.5 万人，但最后只有 129 人完成了调查，其中68% 的受访者是医护人员，66% 的受访者是居家隔离人员。由于样本量偏小，且加拿大并非"非典"的严重感染区，可以认为该研究具有一定的局限性。

　　恶性传染病的破坏力在最开始时远远比不上地震或者飓风这样的自然灾害，但它的周期长，传播速度快，影响人数众多，对它的应对往往是持续数月甚至数年的持久战。在这个过程中，患者受到病痛的折磨，甚至失去生命，幸存者也往往不得不反复目睹死亡，所有被疫情波及的人都笼罩在疾病甚至死亡的阴影下。在这场突如其来的战役中，面对未知的病毒，中国人民作出了巨大的牺牲，尤其是处于疫情中心地带的湖北省，特别是武汉市。我们尚不知道这场病毒战役会给幸存者

---

① Hawryluck，L.，Gold，W. L.，Robinson，S.，Pogorski，S.，Galea，S.，& Styra，R.（2004）. SARS control and psychological effects of quarantine，Toronto，Canada. *Emerging Infectious Diseases*，10（7），1206-1212.

的心灵造成什么样的创伤，但我们知道，全国的心理工作者（尤其是有心理咨询背景的心理学家）已经通过网络平台等形式，开始给疫情重灾区的人们提供心理疏导和心理帮助，努力把创伤的伤害降到最低，这也是我们撰写这本书的初衷。

专业辅导面向的人群毕竟是有限的，更重要的是，即使是经验丰富的心理咨询工作者，面对这种突发的重大创伤事件，也未必有充分准备；而在这种时候，从前人积累的研究经验中汲取知识，及早进行心理建设和预估，对心理咨询工作者来说十分有必要。在心理干预资源紧张的情况下，把专业心理辅导资源让给灾区人民是必然的，非危急人群（如前面提到的第五级幸存者）可以暂时通过自我心理调整的方法（见本章最后三个小节的急救包）来疏导压力和缓解情绪。面对创伤，任何惊恐和情绪低落都是正常反应，不需要为此感到不安，只要记住，你不是一个人在战斗，你也不是赤手空拳在战斗。请正视自己内心的恐惧和创伤，用科学的方法疗愈伤口，及时寻求社会支持和专业帮助。我们的内心很柔软，但我们的心灵可以很坚强，请相信自己的力量。

自责与抑郁障碍

创伤事件并不会直接导致抑郁情绪的发生，但是很多灾难幸存者会陷入自责情绪（即幸存者内疚，survivor guilt），尤其在目睹至亲离去，或者眼睁睁地看着自己拼命抢救的鲜活生命逝去，自己却无能为力时。长期处于悲恸和自责中，人的自我认知和自我评价会越来越低，这会增加抑郁的风险。虽然灾难心理学的研究更多集中在与创伤后应激障碍相关的症状上，但抑郁障碍的风险也是存在的，这一点需要清醒地认识到。

根据《精神障碍诊断与统计手册（第五版）》的分类标准，抑郁障碍包括重性抑郁障碍（major depressive disorder，简称 MDD，即抑郁症）、心境恶劣（dysthymia）和经前期烦躁障碍（premenstrual dysphoric disorder，简称 PMDD）。其中抑郁症是一类更广泛、更严重的心境障碍，它的诊断标准见表 2-5。

表 2-5　抑郁症的诊断标准

标准 A 　在同样的两周时间内，出现五种或五种以上的下列症状，表现出与先前功能不同的变化，其中至少有一项是（1）心境抑郁，或（2）丧失兴趣或愉快感。 　（1）几乎每天大部分时间都心境抑郁，既可以是主观的报告（例如感到悲伤、空虚、无望），也可以是他人的观察（例如流泪）； 　（2）几乎每天或每天的大部分时间，对所有或几乎所有活动的兴趣或乐趣都明显减少（既可以是主观体验，也可以是观察所见）； 　（3）在未节食的情况下体重明显减轻，或体重增加（例如一个月内体重变化超过原体重的 5%），或几乎每天食欲都减退或增加； 　（4）几乎每天都失眠或睡眠过多； 　（5）几乎每天都有精神运动性激越或迟滞（他人观察可见）； 　（6）几乎每天都疲劳或精力不足； 　（7）几乎每天都感到自己毫无价值，或过分且不恰当地感到内疚（可以达到妄想的程度，并不仅仅是因为患病而自责或内疚）； 　（8）几乎每天都存在思考或注意力集中的能力减退或犹豫不决（既可以是主观体验，也可以是观察所见）； 　（9）反复出现死亡的想法（而不仅仅是恐惧死亡），反复出现没有特定计划的自杀观念，或有某种自杀企图，或有某种实施自杀的特定计划。
标准 B 　这些症状引起有临床意义的痛苦，或导致社交、职业或其他重要功能的损害。

（续表）

标准 C
这些症状不能归因于某种药物的生理效应，或其他躯体疾病。[1]
标准 D
这种抑郁发作的出现不能更好地用分裂情感性障碍、精神分裂症、精神分裂样障碍、妄想障碍，或其他特定和非特定精神分裂症谱系及其他精神病性障碍来解释。
标准 E
从无躁狂[2]发作，或轻躁狂发作。

　　一般情况下，抑郁症的程度可以粗略划分为轻度（mild）、中等（moderate）和严重（severe）。可以将抑郁症的主要症状分为 A 和 B 两类（见表 2-6）。

表 2-6　抑郁症的主要症状分类

A	B
抑郁心境	自尊和自信水平降低
	认为自己有罪和无价值
对平时的活动失去了兴趣和快乐感	悲观的想法
	睡眠障碍
精力减退，活动降低	食欲改变
	自我伤害的念头

---

[1] 对于重大丧失（例如丧亲、经济破产、自然灾害损失、严重的躯体疾病或伤残）的反应，可能包括诊断标准 A 列出的症状，如强烈的悲伤、沉浸于丧失、失眠、食欲不振和体重减轻，这些症状可能类似抑郁发作。

[2] 躁狂也叫双相障碍，是区别于抑郁障碍的另一种心境障碍，表现为情绪低落的抑郁阶段和情绪高涨的躁狂阶段交替出现。

轻度的抑郁症包含 A 中的超过一种症状和 B 中的一至两种症状；中度的抑郁症包含 A 中的超过一种症状和 B 中的两到三种症状；严重的抑郁症包含 A 中的全部三种症状和 B 中的超过三种症状。轻度的抑郁症患者继续从事日常工作和社会活动有一定难度，但也许不会完全丧失活动能力。而严重的抑郁症发作时，患者不太可能继续从事社会活动、工作和家务，即使从事这类活动，程度也极为有限。

除了抑郁症的主要症状，在尼维德（Jeffrey S. Nevid）等人主编的《异常心理学：在变化的世界里》（*Abnormal Psychology in a Changing World*，2018 年中译版）里还列举了一些抑郁症带来的明显变化（见表 2-7）。

表 2-7 抑郁症带来的明显变化

情绪状态的变化	• 心境变化（持续一段时间的情绪低落、郁闷、悲伤或沮丧） • 哭泣或大哭 • 易被激惹、易变和易发脾气
动机的变化	• 早晨起床感觉没动力或很困难，甚至不想起床 • 社会参与时间减少，或对社会活动的兴趣下降 • 对娱乐活动丧失兴趣或感觉不到快乐 • 性欲下降 • 对称赞和奖励没有反应
社会功能和运动行为的变化	• 活动或说话比平时缓慢 • 睡眠习惯改变（睡得太多或太少，比平常醒得早，而且很难再入睡，所以称之为早醒） • 饮食改变（吃得过多或过少） • 体重改变（体重增加或减少） • 工作或学习时效率下降，责任感缺失，忽视外表和体型

（续表）

认知的改变	• 难以集中注意力或清晰的思考 • 对自己和自己的未来抱有消极心态 • 对自己过去做得不好的事情感到内疚或后悔 • 丧失自尊或感觉失败 • 考虑死亡或自杀

"非典"和其他重大突发创伤事件的启示

香港的研究者在 2005 年的研究显示，曾经是医护人员的"非典"幸存者、认识"非典"患者的人和因为心理障碍而接受过心理咨询的人，罹患焦虑和抑郁等心理障碍的风险更高，因此可能更需要早期和集中的支持服务。[①] 该研究也发现，"非典"幸存者拥有可以交谈和分享担忧的人越多，愈后患抑郁等心理障碍的风险就越低，说明有质量的社会支持是一个很重要的保护因素。也有研究者研究了香港"非典"幸存者的压力水平和心理困扰，发现幸存者在疫情暴发期间的高压力水平在一年后仍持续存在，没有下降的迹象，并且表现出令人担忧的抑郁、焦虑和创伤后症状。[②] 这说明传染病的长期心理影响不容忽视，心理保健在疫情中需要发挥重要作用。博南诺（George A. Bonanno）等人对 997 名香港"非典"幸存者在住院后的 6 个月、12 个月和 18 个月进行了纵向调查，发现根据幸存者的心理健康状况，可以将其分为

[①] Wu, K. K., Chan, S. K., & Ma, T. M.（2005）. Posttraumatic stress after SARS. *Emerging Infectious Diseases，11*（8），1297–1300.

[②] Lee, A. M., Wong, J. G. W. S., McAlonan, G. M., Cheung, V., Cheung, C., Sham, P. C., Chu, C.- M., Wong, P.- C., Tsang, K. W. T., & Chua, S. E.（2007）. *The Canadian Journal of Psychiatry，52*（4），233–240.

四个类别：慢性功能障碍组、延迟性功能障碍组、恢复组和适应组。[1]
其中，慢性功能障碍组的身体健康相比其他三组要差。适应能力和恢复能力强的人具有更好的社会支持，与"非典"相关的忧虑更少。苏东平（Tung-Ping Su）等人对"非典"暴发急性期台湾地区护士的心理状况进行了调查，发现比起不收治"非典"患者的部门，医院中收治"非典"患者的部门的护士表现出抑郁和失眠症状的要多很多（分别是38.5%和37%）。[2] 这个研究同样证实，管理更严格、规范和结构化的工作环境，积极的应对态度，以及强大的社会和家庭支持，可以有效地减少急性应激伤害，保护护理人员。

塞纳特（Jude Mary Cénat）等人对在受埃博拉病毒影响的人群中实施的心理健康和社会心理援助程序进行了系统回顾，发现参与者的心理健康状况有了显著改善，与疾病相关的抑郁症状、焦虑和压力也有所降低。[3] 由艺术治疗师、游戏治疗师、瑜伽治疗师和儿童生活专家组成的团队依据文化特点恰当实施治疗，以满足40个地点的儿童的心

---

[1] Bonanno, G. A., Ho, S. M. Y., Chan, J. C. K., Kwong, R. S. Y., Cheung, C. K. Y., Wong, C. P. Y., & Wong, V. C. W.（2008）. Psychological resilience and dysfunction among hospitalized survivors of the SARS epidemic in Hong Kong: A latent class approach. *Health Psychology, 2*（5）, 659-667.

[2] Su, T.-P., Lien, T.-C., Yang, C.-Y., Su, Y. L., Wang, J.-H., Tsai, S.-L., & Yin, J.-C.（2007）. Prevalence of psychiatric morbidity and psychological adaptation of the nurses in a structured SARS caring unit during outbreak: A prospective and periodic assessment study in Taiwan. *Journal of Psychiatric Research, 41*, 119-130.

[3] Cénat, J. M., Mukunzi, J. N., Noorishad, P.-G., Rousseau, C., Derivois, D., & Bukaka, J.（2020）. A systematic review of mental health programs among populations affected by the Ebola virus disease. *Journal of Psychosomatic Research, 131*, 109966.

理健康需求。结果表明，儿童接受的心理健康干预越多，他们的状态就越好。

重大灾难发生之后，我们平静的生活被打乱，我们依靠自己的努力和坚强一步一步营造的安全感受到了威胁，我们不得不面对生存的残酷，不得不重新思考人生的意义和未来的选择。这绝不是一个简单的改变，也很少有人能够轻松适应这种改变。感到慌乱、悲伤、低沉、困惑、气恼甚至短时间的绝望都是正常的，这是我们在面对未知和措手不及时的正常情绪流露。因为目睹或经历了生离死别而感到自责也是正常的，这是人性的善良而不是软弱。我们哀痛于生命的短暂、大自然的无情，这是一种人类自远古以来就存在的愤怒——为什么人类的生命如此脆弱？为什么人类在大自然面前如此渺小？这是我们共同的愤怒。也正是这种愤怒，还有其他的原始情绪，促使人类不断进化，不断发展，不断积累知识，不断迎接大自然对我们的考验，不断改善我们的文明和社会。有时候，这种愤怒无处发泄，我们甚至会对自己感到愤怒，感到自己的弱小和无能，这也是正常的，因为这的确是事实。一个人的力量是薄弱的，所以我们才需要家庭，需要朋友，需要亲密的人际关系，需要同事，需要社会，甚至需要心理咨询师或者任何可以倾诉我们内心苦闷的人。这些围绕着我们、能够带给我们信任感的人，能够分享和理解我们的愤怒和悲伤，也能够缓解我们的忧郁和痛苦。和悲恸一样，我们有权以任何方式解读我们面临的灾难和痛苦，即使有些解读方式可能会让我们更加痛苦，比如自责和悔恨。这些并不是错误，它们都是正常的心理和情绪反应。同样，当这些情绪反应积累到"生命不能承受之重"时，我们也有义务想办法

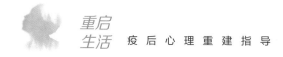
缓解或结束这些痛苦，因为生活还要继续，我们可以负重前行，但绝不能被压垮。

抑郁症有时候像一种甜美的毒药，一开始，只要把痛苦都扛到自己身上，就可以不用考虑人心有多么复杂，现实有多么艰难，生活的压力有多么沉重了，这似乎是最轻松的做法。但是逐渐地，当我们习惯了不断将自己渺小化，将所有问题都归咎于自己，就会越来越看不清楚自己是谁，我们的自我逐渐变得模糊，甚至消失。直面自己的内心、正视现实和解决问题都需要勇气，有时候也需要别人的支持和鼓励，但是，主动采取行动永远比被动承受痛苦要好，因为如果什么都不做，那么什么都不会改变。抑郁并不是洪水猛兽，只是一个内心柔软的人（像所有其他人一样）遭遇了困境，需要得到自己和他人的帮助。无论生活多么艰难，在这个世界上，永远有更多善良的人可以求助，他们会听到我们内心的呐喊；更重要的是，我们要听到自己内心的声音——不是那个大声喊着自己一事无成的声音，而是那个不断对自己说，我想要好好生活下去的声音。

被死亡放大的自杀风险

2020 年 2 月 16 日，《长江日报》通报了武汉市一居民为新冠肺炎疑似病人，由于社区漏报，未能获得有效救助而在家自缢身亡，相关社区工作人员受到了处罚。此前，国内社交平台也陆续出现一些未经证实的因感染或疑似新冠肺炎而自杀的消息。鉴于封城之后短时间内疫情严重地区的民众面临巨大心理压力这一事实，新冠肺炎危机在无形中放大了自杀风险的状况确实需要额外防备。

除此之外，即使没有感染新冠肺炎，担任治疗、维护社会稳定、协助病患和报道前线消息等任务的医护人员、公职人员、社会工作者和记者，也可能因为过于沉重的面对死亡的经历和在死亡面前无力回天的挫败感（甚至自责感）而增加自杀的风险。根据腾讯新闻的报道，2月2日，在日本撤侨之后，由于自感工作不力，一名年仅37岁的日本公务员跳楼自杀。这些不幸的消息都在警示我们，无论是在疫情发生之时还是在发生之后，都需要密切关注疫情的直接和间接受害者的心理健康，不要让他们被绝望吞没。

心理学家通常认为，有自杀想法往往反映了人们认为自己能够选择的处理问题的方法太少，这导致死亡成为唯一的选择。根据自杀的压力—素质模型（stress-diathesis models of suicide），先天的基因和儿童期的创伤都有可能导致人们在心理障碍发生后比较脆弱，而一旦环境中出现了压力这个"触发器"，人们又无法较好地应对高压力的环境，就很容易产生心理障碍，并在心理障碍的影响下发展出自杀行为。

导致自杀行为的因素

1897年，社会学家涂尔干（David Émile Durkheim）出版了第一本从社会学角度剖析自杀行为的著作——《自杀论：社会学的研究》（Le Suicide : Étude de Sociologie），他将自杀分为四种类型：利己型自杀（egoistic suicide），与缺乏社会融合有关；利他型自杀（altruistic suicide），与过度的社会融合有关；脱序型自杀（anomic suicide），与缺乏道德规范有关；宿命型自杀（fatalistic suicide），与

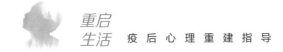

过度管制有关。涂尔干认为，社会融合（social integration）是一个人感觉与群体或社会建立联系或被接受的状态：社会融合程度高的人会感到被他人接受和爱戴，自杀的风险较小；而社会融合程度低的人会感到自己被他人排斥或拒绝，可能有更高的自杀风险。在现实生活中，利己型自杀确实占绝大多数。

2008 年，张杰和美国的莱斯特（David Lester）分析了 40 篇自杀笔记，补充了自杀的压力不协调理论（strain theory of suicide）。该理论认为，个人生活中相互冲突和竞争的压力往往是导致自杀的根源，有四种不协调的压力源：（1）价值观压力（value strain），来自价值观冲突；（2）欲望压力（aspiration strain），来自欲望与现实之间的差距；（3）剥夺压力（deprivation strain），来自诸如贫困之类的匮乏；（4）应对压力（coping strain），即危机应对能力不足。在面对新冠肺炎疫情时，我们尤其要关注剥夺压力和应对压力带来的自杀风险。

2015 年，加拿大的科隆斯基（E. David Klonsky）和梅（Alexis M. May）提出了"从意图到行为"的自杀的三步骤理论（three steps theory）。他们认为，自杀意图的发展以及从意图到行为的发展是两个不同的过程。

首先，自杀意图是疼痛（生理或心理）和绝望结合的产物；其次，社交疏离（social disconnectedness）是自杀意念升级的主要风险因素；最后，获得能力（acquired capability）促进了从自杀意图到行为的发展。"获得能力"的说法源于美国的乔纳（Thomas E. Joiner）等人提出的自杀人际理论（interpersonal theory of suicide），即自杀常常发生在有着充满阻挠的归属感和可察觉的沉重负担的个体身上，并且个体获得了（自杀的）能力。根据自杀的三步骤理论，心理学家和社会工作者首先需要关注个体的生理或心理疼痛（心理和情绪痛苦达到无法忍受的程度），要警惕社会疏离的风险，也要降低个体获得自杀的能力和机会（例如藏好有可能用来自杀的工具），以制止实际的自杀行动。

自杀预防的建议措施

在美国疾病控制与预防中心 2017 年发布的《自杀预防：政策、项目和实践的技术工具包》（*Preventing Suicide: A Technical Package of Policy, Programs, and Practices*）中，官方建议在个体水平、人际关系水平、社区水平和社会水平等多个层面进行干预。具体来说可以分为如下几类（见表 2-8）。

表 2-8 预防自杀的策略与方法

策略	方法
增强经济支持	· 加强家庭金融保障 · 住房稳定政策
增强自杀干预的可获取性和可提供性	· 在健康保险中覆盖对精神健康状况的保险 · 增加社区服务不足地区的社区服务 · 通过系统改革实现更安全的自杀护理
创造保护性的环境	· 减少有自杀风险的人获得致命工具（如枪支、药物）的机会 · 组织机构制定相应的保护政策和文化政策 · 减少过量饮酒的社区政策
促进社交联系	· 同行规范计划 · 增强社区参与性的活动

（续表）

策略	方法
教授应对和解决问题的技能	• 社会情感学习计划 • 育儿技巧和家庭关系计划
识别和帮助处于危险中的人	• 培训"守门人"（gatekeeper） • 危机干预 • 对有自杀风险的人进行治疗 • 防止再次尝试自杀的治疗
减轻伤害并预防未来的风险	• 事后干预 • 有关自杀新闻的安全的报道和消息传递规范

这个长达 62 页的工具包内容详细，每一种方法都有多个有针对性的官方或非官方项目，并且这些项目大多有相应的调研证据以支持其有效性。每一种策略的目标也很明确，例如促进社交联系的目标是：增加健康的应对态度和行为；增加有自杀风险的年轻人的转送（转到能提供专门帮助的人或地方那里）；增加人们寻求帮助的行为；增加成年人提供支持的正面看法。针对这一目标采取的同行规范计划，诸如"力量之源"（Sources of Strength），能够改善由学生同伴创建和传播的关于自杀的不正确的学校规范和信念。对学生来说，这些计划也能够提醒成年人重视青少年的自杀行为，主动和有效地提供社会支持。增强社会参与性的活动不仅包括举办社区公共空间的活动，也包括增加城市绿地；适当增加便于访问的社区公共空间，能够有效降低居民的压力水平，增加体育锻炼和人际互动。

如何为有自杀倾向者提供帮助？

诚然，很多时候自杀是一种社会现象，官方的制度化的干预和治疗往往是最有效的，但是有效地推进制度化是一个循序渐进的过程。在个人层面，自杀行为很可能就发生在我们身边，出现在我们认识的人甚至亲朋好友身上，我们不能也不该因为"死亡"这个词在中国文化中比较忌讳就三缄其口，从而错过了身边人的求生信号，错过了拯救他们的最佳时间。在很多情况下，自杀行为的发生往往是因为一时难以控制的冲动，但是这种冲动没有后悔药。如果我们能够听到笼罩在无边黑暗中的人发出的低沉呐喊，看到他们鼓起勇气向我们伸出的手，也许一条生命就能够从此被拯救。

要拯救别人，我们首先需要破除一些关于自杀的谬见。尼维德等人主编的《异常心理学：在变化的世界里》中列出了如表 2-9 所示的一些关于自杀的常见谬见与事实。

表 2-9　关于自杀的常见谬见与事实

谬见	事实
威胁自杀的人只是想寻求关注。	并非如此，大多数自杀的人会事先给出暗示或向医务人员咨询。
自杀的人一定患有精神疾病。	大多数试图自杀的人会感到绝望，但这未必都是精神疾病引发的感觉，也可能是对现实的真正绝望。
与一个抑郁的人讨论自杀可能会导致他去自杀。	与一个抑郁的人公开讨论自杀并不会导致其试图自杀。事实上，我们可以从他／她那里得到一个承诺，那就是在给精神健康专业人员打电话或就医之前不要尝试自杀。
那些尝试自杀并失败的人不是真的要自杀。	大多数自杀成功的人都有过之前失败的尝试。
如果有人威胁要自杀，最好忽略此信息，以免鼓励他反复以此威胁人。	尽管有些人确实会利用虚假的自杀威胁来操纵他人，但我们还是应该谨慎对待每个自杀威胁并采取适当的行为，因为判断失误的后果太严重。

假如我们发现身边有人流露出自杀意图，我们该如何提供帮助？表 2-10 提供了一些可以借鉴的方法。需要注意的是，你的主要目标是同一位专业人员商议这件事，而不要自己长时间独自处理。

表 2-10　为有自杀意图者提供帮助的方法

吸引对方的注意力。	建议提一些诸如"发生了什么事情？""你感到哪里痛苦？""你希望即将发生什么？"之类的问题。这些问题可以触发当事人用言语表达自己被挫败的心理需求，提供一些信念；也能为你赢得时间评估风险，并思考如何采取下一步行动。
具有同情心。	要表现出你了解当事人的苦恼。
指出其他能解除当事人困境的方法，即使这些方法在当时还不够清晰。	因为自杀的人往往只能看到解决困境的两种方式——自杀或一些幻想，专业人员可以试着帮助他们看到其他可能选择。
询问当事人希望如何自杀。	有明确的自杀方法并拥有工具（如枪支或药物）的人最有可能自杀。询问他们，你是否可以在一段时间里帮他们保管枪支、药物或其他东西，有时候当事人会同意。
建议立即咨询专业人员。	许多校园、城镇和城市有随时可以拨打的心理咨询热线。其他可能获得专业人员帮助的地方包括综合医院的急诊室、校园健康中心或咨询中心，或者当地的警察局。如果你不得不和要自杀的人分开，请立即在分开后寻找求专业人员的帮助。
不要说"你的话真疯狂"之类的话。	这种评论会降低和伤害当事人的自尊。不要给有自杀倾向的人施加额外压力，如果他们原本的压力源就来自家庭内部，那么不要让他/她与父母或配偶等特定的人联系，与这些特定的人起冲突很可能增强当事人自杀的想法。但如果家人能够提供有效的看护，可以在专业人士的建议下建立联系。

实际上，我国在自杀干预方面已经做了很多工作。大部分省市都开通了 24 小时免费心理危机咨询热线，如果在搜索引擎的搜索框中输入"自杀"这一关键词，首先跳出来的就是这些心理咨询热线的电话号码，并且附有类似这样的话："这个世界虽然不完美，但我们仍然可以疗愈自己。"

是的，这个世界永远都不可能完美，但只要还活着，一切就都有可能。

医护人员的心理创伤特点及应对措施

在抗击新冠肺炎的战役中，战斗在最前线的是广大医护人员。根据国家疾病控制中心公布的数据，有超过 3000 名医护人员确诊感染新冠肺炎，其中相当一部分是在尽力抢救感染患者的工作岗位上被传染的。虽然在其他类型的灾难中，医护人员并非一级受害者，但是在与疾病相关的生物灾难中，医护人员的心理健康应该放在心理救治的首位，因为在这场持久战中，医护人员是我们取得最终胜利的关键力量。

我们重点整理了大量针对重大灾难后医务人员的心理健康调查和心理干预研究的文献，尤其是 2003 年的"非典"相关研究，以前人的经验作为参考，结合新冠肺炎疫情中存在的问题和综合整理的研究事实，为接下来的相关研究工作和心理干预提供科学依据。基于这些研究事实，我们能够有针对性地为现阶段的心理预防和灾后的心理重建工作做准备，防止疏忽和遗漏，为在这次战"疫"中付出重大牺牲和进行了卓绝战斗的医护人员的心理健康保驾护航。

疫情或其他重大突发灾难中医护人员面临的主要心理压力

总体来说，无论是事发时就在灾区的医护人员，还是事后赶赴灾区的医护人员，他们面临的心理压力都是空前的。首先，灾难的发生往往毫无预警，无论是受害者还是医护人员，都不可能有足够的心理准备，基本上都是来不及多想就立刻投入救援工作中。对于预料之外的灾情的惨烈、受灾群众的痛苦和超负荷的工作量，医护人员只能采取"兵来将挡，水来土掩"的方法努力解决。而当问题难以解决时，心理压力和消极情绪就会不断积累。

其次，医护人员的工作性质决定了他们本身就是同情倦怠最严重的职业群体，而在灾难发生后，他们更是频繁地暴露在替代性创伤中，这种创伤往往造成继发性创伤压力（secondary traumatic stress）。即使医护人员自己没有感染疾病，亲眼目睹大量生离死别又无能为力也会引发痛苦，造成额外的心理压力。

再次，相比其他压力，疫情带来的压力最大的不同是，医护人员在救治病人的时候，被感染甚至殉职的可能性极大，他们面临的压力不仅仅是对自己的健康和生命的担忧，还包括对同事的健康和生命的担忧。尤其是如果出现同事因感染或过度劳累而殉职的情况，就会给他们带来非常沉重的精神打击。医学公众号"丁香园"在 2020 年 2 月 25 日报告了因新冠肺炎疫情而殉职的 22 位医务人员，最年轻的医生只有26 岁。"哪有什么从天而降的英雄，只有挺身而出的凡人。"任何人看到这些冰冷的数字和残酷的消息，都难免心戚戚矣，更何况逝去的人是与他们朝夕相伴的同事。

最后，救援环境的压力也会转嫁到医护人员身上，例如对环境的不熟悉、物资的匮乏等。在新冠肺炎疫情刚刚暴发的时候，武汉的封城有效地遏制了疫情的蔓延，但也恶化了物资匮乏的问题。在后续援助没有衔接上的空档期，一线医护人员的生理和心理压力一度成为媒体关注的焦点。根据"丁香园"的公开数据，感染的医务人员中，绝大多数来自湖北，感染时间集中在1月下旬，主要原因可能是因为疫情宣传不到位，防护物资短缺，医务人员的防护意识与措施均不足，从而导致了医务人员的大规模感染。不过，最后一种压力可以通过不断完善灾难预警系统和救援物资储备预案等方法得到缓解，未雨绸缪往往是最有效的化解创伤压力的手段。

2004年，刘景红等人调查了"非典"期间军队医院发热门诊医护人员的心理健康状况，总结出六种威胁医护人员心理健康的主要应激源。[①]

（1）被感染的预期焦虑（对生命受到威胁的焦虑）。发热门诊是诊断"非典"的第一条防线，工作人员被传染的机会大。由于"非典"最初在医院中暴发，医院成为最主要的传染源，所以医护人员成为按职业划分受感染最多的群体。虽然对此已经有了心理准备，但紧张、焦虑、抑郁及伴随出现的躯体症状是必然的心理反应。此外，民众心中还存在一个误区——压力并不会因为了解风险就消失，相反，"非典"在当时是一种新型的病毒，仍属于医学的知识盲区，即使对风险有预期，但

---

① 刘景红，王卫，高文斌，邹练，卢靖，马凌霞，祝成红，张智杰．（2004）．SARS流行期间军队医院发热门诊医护人员心理健康状况调查及相关因素分析．*护理研究*，18（2），220-222．

没有足够的医疗条件和治疗手段的事实依然会给专业的医护人员带来巨大的心理压力。这也是新冠肺炎危机中医护人员承担的主要心理压力之一。

（2）发热门诊的工作强度大。发热门诊除正常的医疗工作外，还要做大量繁重、重复的消毒工作，工作量大，责任艰巨，工作节奏失衡，突发状况多，医护人员得不到充分的休息。

（3）医护人员穿着厚重的防护服，造成憋闷、不适，增加了操作难度，引发不良情绪。在新冠肺炎疫情中，由于脱防护服需要十分烦琐的流程，时间在半小时以上，并且防护服不能反复使用，一旦脱下就要废弃，为了节省防护服，医护人员往往需要一整天穿着成人纸尿裤，避免因为生理需要而脱防护服。长期处在这样的工作环境中，对人的心理也会造成很多负面影响。还有一个值得注意的问题是，大多数一线护士是女性，但常备的防护服号码偏大，所以护士们不得不额外用胶带封闭，不合身的防护服也会带来安全隐患，无形中增加医护人员的心理负担。

（4）处于经期的女性医护人员有诸多不便。出于安全和卫生原因，很多一线医护人员在防护服里是不穿内衣裤的，这给处于经期的女性医护人员带来了很多不便。因经期卫生用品准备不足，在抗击新冠肺炎疫情的早期阶段，很多女性医护人员甚至不得不一直穿着沾满经血的防护服抢救病人，这也给女性医护人员带来了沉重的心理负担。这个问题在"非典"的后期研究中已经提及，但在本次新冠肺炎疫情中依然出现了早期救援物资中缺乏女性卫生用品的问题，所幸在全国妇联和民间组织的关注下，情况已经有所改善，不但有大量的安睡裤等女性卫生用品送到医护人员手中，也有公司专门生产了防菌性更好、使用时间更长的女性卫生用品，这个经验值得记录并保留下来。

（5）与家人分离的焦虑以及对亲人的惦念与牵挂。发热门诊的医护人员需要与外界隔离，他们缺乏与亲人、朋友的沟通。在抗击"非典"疫情时期，由于网络和智能手机并不普及，医护人员在工作期间往往很长时间无法与家人沟通或见面。在此次新冠肺炎疫情中，大多数医护人员可以通过电话和视频与家人沟通，这是否可以在一定程度上缓解与家人分离的焦虑，仍需更多的研究证据。

（6）发热门诊对专业技术要求高，但因年龄限制，配备的高年资医护人员比较少，这加重了初级、中级技术职称的医护人员的责任，而他们相对年轻，临床经验不够丰富，造成心理压力增大，导致心理健康水平降低。根据"丁香园"发布的信息，以出征湖北的广东医疗队为例，其中 20—29 岁的医护人员占 29%，30—39 岁的医护人员占50.3%，说明青壮年是主力。

梅德（Robert Maunder）等人在"非典"暴发后，在加拿大多伦多的一所医院建立了一个领导指挥小组和一个隔离单元，对病人和工作人员实施精神卫生支持干预。[1] 他们发现，在医护人员中普遍存在以下突出问题：害怕被传染或传染给家人、朋友和同事，因而失眠；多重身份（医疗工作者 + 病人 + 父母）带来了无力感和角色冲突，而照

---

① Maunder, R., Hunter, J., Vincent, L., Bennett, J., Peladeau, N., Leszcz, M., Sadavoy, J., Verhaeghe, L. M., Steinberg, R., & Mazzulli, T. (2003). The immediate psychological and occupational impact of the 2003 SARS outbreak in a teaching hospital. *Canadian Medical Association Journal, 168* (10), 1245–1251.

顾被感染的同事增加了部分医护人员对自己的能力和技能的担忧；因为在没有防护的情况下接触确诊患者而被隔离的工作人员担心受到侮辱、人际隔离和被污名化。在新冠肺炎疫情中也发生过医护人员被居住小区的物业拒绝进入小区的情况，这也会在无形中加重医护人员的心理压力。

李淑花（Shwu-Hua Lee）等人调查了"非典"暴发期间台湾综合医院的医护人员，发现他们的主要压力源包括：家人感染，院内传播和人身危险，缺乏防护设备，人手不足，对疾病了解不足的担忧。此外，照顾同事病人给医护人员带来了极大的情绪负担，同事的死亡对他们来说是重大的打击。[①]

需要特别指出的是，刘景红等人[②]和宁宁等人[③]的多项研究指出，女性医护人员出现心理健康问题的比例显著高于男性。这可能是因为：两性情感表达的差异性；女性特殊的生理周期带来的精神压力和生理压力；女性在医护人员群体中所占比例较高，尤其是护理人员。最后一点很可能是主要原因。研究表明，在"非典"病房内，护士的工作量是最大的，承受的风险是最高的，患病率也是最高的。

---

① Lee, S.- H., Yeong- Yuh, J., Su, Y.-J., Lee, H.-L., Lin, Y.-H., & Chao, C.-C.（2003）. Facing SARS: psychological impacts on SARS team nurses and psychiatric services in a Taiwan general hospital. *General Hospital Psychiatry, 27*, 352 –358.

② 刘景红, 王卫, 高文斌, 邹练, 卢靖, 马凌霞, 祝成红, 张智杰.（2004）. SARS 流行期间军队医院发热门诊医护人员心理健康状况调查及相关因素分析. *护理研究, 18*（2）, 220-222.

③ 宁宁, 李玲利, 廖灯彬, 安晶晶, 陈忠兰.（2008）. 参与汶川地震伤员救治与未参与伤员救治外科医务人员的心理状况分析. *中南大学学报（医学版）, 33*（9）, 769-774.

疫情和其他重大突发灾难可能给医护人员带来的心理健康问题

刘景红等人提到，"非典"中的心理压力给一线医护人员带来的心理健康问题主要有两方面：（1）预期性焦虑。主要表现为忐忑不安，对自己能否胜任工作没有把握，有些人出现心神不宁、注意力不集中、失眠、焦虑等问题，还有部分人表现为比平时脾气大，容易和人发生争执。（2）挫败、内疚、抑郁等负性情绪。

李喆等人[①]和宁宁等人的研究发现，参与汶川地震救援的医务人员有较高的创伤后应激障碍、焦虑、抑郁的发病风险。这可能是因为，灾区医务人员在灾难性事件发生后既是医疗救护人员，又是事件经历者、直接受灾者。除了灾难带来的威胁，他们也面临：（1）高强度的工作负荷。工作负荷过大，可造成出现自主神经症状、强迫、恐惧、焦虑、敌对等一系列症状。（2）医务人员的角色冲突。灾后救援期间，参与救治工作的骨外科医务人员需要长时间工作，其社会角色不断强化，家庭角色却不断减弱。同时，余震频繁出现，他们对家庭的支持功能降低。研究人员与参与救治的医务人员面谈时发现，其自责感不断升高，这些都会导致强烈的抑郁和焦虑情绪。

国内研究者比较了汶川地震发生后一年内中国红十字会直接参与灾区救援的护士和未直接参与灾区救援的护士的心理健康状况，发现前者在各方面的心理压力都比较大，例如出现创伤后应激障碍症状和

---

① 李喆，李进，刘阳，廖红，冯媛，孙学礼．（2009）．汶川地震后一年参与灾区医疗救援医务人员的心理健康状况调查．*中国循证医学杂志*，9（11），1151–1154.

抑郁症状，甚至有极端的自杀意图。[1] 参与救援的护士出现更高频率的创伤性思维回避、侵入式思维、容易受到惊吓（精神高度紧张）、失去乐趣（快感丧失）、创伤压力场景重现、易怒、情感麻木和噩梦等较为严重的精神困扰，但当时只有少数护士寻求心理援助。

医护人员灾后出现心理问题的风险因素和保护因素

甘景梨等人在 2004 年使用症状自评量表（Symptom Check List-90，简称 SCL-90），对 122 名赴北京小汤山医院抗击"非典"的军队医护人员进行了调查，并与应对方式、精神紧张度、生活质量等因素进行相关分析。调查发现，习惯消极应对压力事件的医护人员往往表现出明显的躯体化（主观的身体不适感）、强迫症状、人际敏感问题（相比其他人，表现出明显的不自在和自卑感）、抑郁，甚至出现幻听、思维播散、被洞悉感等精神病样症状。[2] 精神紧张度高的医护人员，其焦虑程度也高，同样表现出精神病样症状。生活质量总体评价低的医护人员容易表现出恐怖症症状（例如社会退缩）。与此相反，习惯积极应对压力事件且拥有有效社会支持的人，其抑郁程度较低，这说明积极应对和社会支持是比较重要的保护因素。张克让等人的研究补充了上述观点，他们提出，自尊也是"非典"患者和一线医务人员的

---

[1] Zhen, Y., Huang, Z.-Q., Jin, J., Deng, X.-Y., Zhang, L.-P., & Wang, J.-G. (2012). Posttraumatic stress disorder of red cross nurses in the aftermath of the 2008 Wenchuan China Earthquake. *Archives of Psychiatric Nursing, 26* (1), 63-70.

[2] 甘景梨，李晓琼，张伟红，高存友，杨代德，赵亚男，蒋波 . (2004). SARS 医务人员心理健康相关因素分析 . *实用医药杂志, 21* (1), 42-43.

保护因素。[1]

医护人员的心理干预建议

程艮针对灾害救援护士的心理健康问题提出了以下预防和干预策略：[2]（1）提高心理弹性。例如，提高个体的自我效能感；保持积极的应对方式；培养积极的情绪；形成团队，获得同辈支持；调整认知风格，改变自己不合理的信念；接受模拟训练，对灾害情景进行系统脱敏；充分利用家庭支持资源，建立有效的社会支持系统。（2）心理危机干预。推荐的技术有稳定情绪技术、放松训练、减压 + 紧急事件应激晤谈、眼动脱敏再加工技术。（3）构建专业的心理危机干预社会支持系统。

梅德等人则建议，可以由医院为医护人员提供精神支持，如印发小册子以识别焦虑和压力；精神科工作人员与医护人员聊天，以及为医护人员建立保密电话支持热线等。[3]李淑花等人在论文中也提到了一些有效的压力应对方式，包括鼓励医护人员之间相互支持，安排足够的休息时间和适当的轮班，与家人定期视频通话等，这为护士和家人都提供了必要的安慰，有助于减轻他们的压力，恢复他

---

① 张克让，徐勇，杨红，刘中国，车志强，王艳琼，孙宁．（2006）．SARS 患者、医务人员及疫区公众创伤后应激障碍的调查研究．*中国行为医学科学，15*（4），358-360.

② 程艮．（2018）．灾害救援护士的"自我心理调适"与心理危机干预对策．*中国护理管理，7*，888-894.

③ Maunder, R., Hunter, J., Vincent, L., Bennett, J., Peladeau, N., Leszcz, M., Sadavoy, J., Verhaeghe, L. M., Steinberg, R., & Mazzulli, T.（2003）. The immediate psychological and occupational impact of the 2003 SARS outbreak in a teaching hospital. *Canadian Medical Association Journal, 168*（10）, 1245-1251.

们的精力。[1]

警察、军人的心理创伤特点及应对措施

重大突发灾难往往会带来很多易造成社会混乱的因素，但阻止和预防灾难后果的严重化和扩大化依赖于社会的稳定和团结。对于恶性传染病，源头控制至关重要，需要由上到下的行政力和一些非常措施。这种行政力的体现和措施的执行要依靠公职人员，尤其是基层的公职人员。而有别于其他公职人员，警察和军人本身就是高危险和高压力的人群，在人们的预期中，遇到危险迎难而上原本就是他们的使命。这种预期会带来偏见，人们往往认为，警察和军人是"心理素质过硬"的人群，不会受到压力的负面影响，从而忽视了这一职业人群面对的威胁和压力同样远超普通人。此外，遭受情绪困扰往往被认为是"软弱"的表现，这也有可能阻碍警察和军人寻求心理支持和帮助，导致情况进一步恶化。人心都是肉长的，面对突如其来的灾难，面对那些不该发生的悲剧，没有人的内心不会留下阴影，不会产生情感波澜。坚强并不代表不会受伤，而有一些伤口需要专业的护理和治疗才有可能愈合。事实上，已经有大量研究证实，从战场上归来的士兵属于创伤后应激障碍的高发群体。灾难后的救援也是战场，同样值得我

---

[1] Lee, S.-H., Yeong-Yuh, J., Su, Y.-J., Lee, H.-L., Lin, Y.-H., & Chao, C.-C. (2003). Facing SARS: Psychological impacts on SARS team nurses and psychiatric services in a Taiwan general hospital. *General Hospital Psychiatry*, *27*, 352–358.

们关注。

疫情或其他重大突发灾难中警察和军人面临的主要心理压力

乔普科（Brian A. Chopko）等人在 2018 年针对执法人员进行的研究发现，目睹他人伤害的频率与创伤后应激障碍症状没有显著关系，这与非执法人群的发现有些不一致，可能是由执法人员样本的独特性所致。[1] 与其他创伤幸存者相比，执法人员接触创伤的频率更高，接触的创伤种类也更多，这种经历可能让他们已经具备一些有效的心理应对方法。警察工作的特殊性可能体现在，警察可以通过帮助处于危机中的人来履行照顾需要帮助的人的职业角色，并可能直接影响危机的结果，这些能够带给他们满足感，在一定程度上抵消了创伤压力的消极伤害。[2] 但是乔普科也提到，警察在履行工作职责时，往往既注重对情况的控制，又注重解决问题的活动，同时把情绪超脱作为一种应对机制，这种功能模式会延续到个人生活中，常常导致个人关系的困扰和功能障碍，这种个人关系的困扰也许会加重消极情绪的困扰。

帕帕佐格洛（Konstantinos Papazoglou）和乔普科在 2017 年

---

[1] Chopko，B. A.，Palmieri，P. A.，& Adams，R. E.（2018）. Relationships among traumatic experiences，PTSD，and posttraumatic growth for police officers: A path analysis. *Psychological Trauma Theory Research Practice & Policy*, 10（2），183–189.

[2] Chopko，B. A.（2011）. Walk in balance: Training Crisis Intervention Team police officers as compassionate warriors. *Journal of Creativity in Mental Health*, 6，315–328.

的论文中探究了道德痛苦和道德伤害对警察罹患同情倦怠和创伤后应激障碍的影响，他们这样解释：所有警察都可能在执行公务时遭受道德痛苦。[1] 此类事件有多种形式，包括警察对警察、警察对平民、警察对组织。尽管警察经常探索他们的选择，以使行为符合自己的道德和信仰，但他们在整个转变过程中会多次经历内心的道德痛苦。比如，在控制人群的情况下，警察可能会被命令对抗议者使用武力，其中一些人是青少年，这种行为或许与警察的个人道德和信仰不符。研究者认为，当警察接触到重大事件时，这种内在的道德痛苦会加剧。此类事件本身或许不会造成创伤，但它们会造成对道德的潜在伤害，使警察逐渐开始质疑他们对事件的战术决策及预防事件发生的能力等。这种影响会使他们无法有效地履行职责，作出正确的决定，甚至造成负面情绪（如愤怒、沮丧）。

消防部队是武装警察体系现存的一个警种，是应急管理部的重要职能部门。消防部队的基层官兵常年担负着灭火救灾和抢险救援的各项任务，执行任务的频繁性、长期性和突然性使广大消防官兵的精神压力比较大，特别是现场救援中的惨烈场景直接作用于感官，导致救援后消防官兵极易出现各种各样的心理障碍和心理疾病，同样属于职业心理创伤的高危人群。[2]

---

[1] Papazoglou, K., & Chopko, B.（2017）. The role of moral suffering（moral distress and moral injury）in police compassion fatigue and PTSD: An unexplored topic. *Frontiers in Psychology, 8*, 1999.

[2] 李洋, 彭丽华, 陈雅儒, 马春鹏, 刘德全.（2011）. 灾后消防救援人员创伤后应激障碍分析. *现代生物医学进展, 11*（4）, 775–779.

疫情和其他重大突发灾难可能给警察和军人带来的心理健康问题

杨国愉等人调查了赴利比里亚抗击埃博拉疫情的军人的心理问题及心理健康需求，发现需要心理服务的军人占39.2%（47人）。[①] 李洋等人对汶川地震后三个月内消防人员的创伤后应激障碍发生率及心理健康状况进行了分析，发现创伤后应激障碍的总发生率为35.3%。[②] 恐惧、创伤经历和救援失败等是主要影响因素。救援失败可能是消防员特有的影响因素，主要表现为眼睁睁地看着自己的努力没有任何作用，或者费了很大的力气将被困人员救出，但被困人员没能生还，这些救援失败的情境会使消防员产生一种无力感，灾难的场景也会像梦魇一样难以忘怀。台湾的相关研究显示，台湾地震发生5个月后，消防员的心理障碍患病率为16.7%，其中创伤相关心理障碍患病率为21.4%。[③] 韦伯（Mayris P. Webber）等人研究了"9·11"恐怖袭击发生后纽约消防部门的医务人员和消防员的呼吸系统疾病、精神健康状况和共病情况，发现在袭击发生7—9年后，近7%的医务人员和消防员报告可能患有创伤后应激障碍，19.4%报告可能患有抑郁症；在可能患有创伤后应激

[①] 杨国愉，晏玲，张晶轩 .（2017）. 赴利比里亚抗击埃博拉军人心理健康需求特点及心理干预研究 . 西南大学学报（社会科学版），43（2），114–119.

[②] 李洋，彭丽华，陈雅儒，马春鹏，刘德全 .（2011）. 灾后消防救援人员创伤后应激障碍分析 . 现代生物医学进展，11（4），775–779.

[③] Chang, C. M., Lai, T. J., Lee, L. C., Connor, K. M., Davidson, J. R. T., & Jeffries, K.（2003）. The psychotraumatic distress and coping strategies among rescue workers after an earthquake. Journal of Nervous and Mental Disease, 191（6），391–398.

障碍的患者中，有 95% 的抑郁症共病情况。[1] 在救援人员中，经医生确诊，哮喘、支气管炎和慢性阻塞性肺病 / 肺气肿的患病比例最高。

在克里姆利（Kristin E. Klimley）等人的综述中，过往的研究显示，西方世界警察的创伤后应激障碍发生率从 7% 到 19% 不等，略高于普通人群（大约 7%—8%）。[2] 年龄和工作经验可能会对创伤后应激障碍症状的发展产生影响：年龄越大，出现症状越多。这也体现了经历的压力事件的数量与症状表现的关系。创伤后应激障碍症状与一般健康问题的增加、身体健康相关的生活质量下降、疼痛加重、心血管问题、关节炎和胃肠道疾病等显著相关。也有研究发现，即使没有表现出创伤后应激障碍的症状，暴露于创伤事件的数量的增加也会对个体的身体健康产生有害影响。研究显示，在"9·11"恐怖袭击发生后，美国警察的心理痛苦程度有所增加；在应对卡特里娜飓风的警察中，创伤后应激障碍和抑郁症的共病水平明显升高。事实上，被诊断患有创伤后应激障碍的警察很可能患有多种共病心理障碍，包括自杀、焦虑、抑郁、睡眠困难和药物滥用等。

灾后警察和军人出现心理问题的风险因素和保护因素

克里姆利等人的综述中列出了以下风险因素：（1）事件的严重

[1] Webber, M. P., Glaser, M. S., Weakley, J., Soo, J., Ye, F., Zeig‑Owens, R., Weiden, M. D., Nolan, A., Aldrich, T. K., Kelly, K., & Prezant, D. (2011). Physician‑diagnosed respiratory conditions and mental health symptoms 7-9 years following the World Trade Center Disaster. *American Journal of Industrial Medicine, 54*（9）, 661-671.

[2] Klimley, K. E., Van Hasselt, V. B., & Stripling, A. M.（2018）. Posttraumatic stress disorder in police, firefighters, and emergency dispatchers. *Aggression and Violent Behavior, 43*, 33-44.

性、暴露程度、个人损失以及警察在事件中的角色等，与创伤后应激障碍最密切相关的创伤压力事件是在执行职务时杀人、同伴死亡和人身攻击；（2）日常的、与工作有关的压力源可能会对警察处理更严重的创伤事件的能力产生不利影响，从而增加他们患创伤后应激障碍的风险；（3）某些个人特征也可能增加患创伤后应激障碍的风险，如家族精神病史、情绪表达困难、焦虑和对威胁的过度敏感。[①] 此外，有限的应对策略和较低的心理韧性（hardness，即提供承受压力环境所需的勇气和动力的性格特征的组合）会增加警察患创伤后应激障碍的风险。

　　有一些能够减轻压力负面影响的保护因素，例如社会支持、心理弹性（遇到逆境迅速转变策略）、对生活的满意度、感激和创伤后的成长等，都可以增强应对压力的能力。其中社会支持是最重要的保护因素之一。对警察来说，同伴和上级对情绪表达的积极态度、支持的可获得性和满意度，以及长期的社会支持，都是可能的保护因素。在个性特征方面，乐观、自尊、自信和坚强可能是增强心理恢复力和减缓创伤后应激障碍症状发展的重要因素。

　　波德（Catherine Potard）等人调查了法国警察的心理韧性与创伤后应激障碍的三个特定症状群（认知维度的再体验、行为维度的回避和生理维度的过度警觉）之间的关系，发现心理韧性中的承诺和控制得

---

① Klimley, K. E., Van Hasselt, V. B., & Stripling, A. M.（2018）. Posttraumatic stress disorder in police, firefighters, and emergency dispatchers. *Aggression and Violent Behavior*, *43*, 33-44.

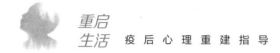

分越高，创伤后应激障碍的症状表现越少。[1] 这可能是因为，具有这种倾向的警察认为关键事件在自己的控制之下，因此感觉压力较小。对生活主动采取控制行动的人会采取很多积极行动来保证自己在陌生场合同样有所准备，具有控制力，这也有可能帮助他们更好地适应逆境。承诺具有较弱的保护作用，因为它给人目标感，鼓励人在压力情境之中和之后保持支持性社会关系。

李洋等人 [2] 和张加明（Chia-Ming Chang）等人 [3] 的研究都发现，地震后进行救援工作的消防员，如果有较多的工作经历，患创伤相关心理障碍的风险也较高。经常远离和逃避同样是风险因素，相对地，对创伤事件积极的重新评价是显著的保护因素。克里姆利等人总结，个体特征如倾向于频繁的消极自我评估、敌意、低自我效能感和神经质，就有可能增加消防员出现创伤后应激障碍、抑郁和焦虑的风险，过往心理健康问题、曾经接触过创伤事件、缺乏社会支持、消极的社会互动（如事件后调查、批评等）和对情绪表达的恐惧等，也需

① Potard，C.，Madamet，A.，Huart，I.，El Hage，W.，& Courtois，R.（2018）. Relationships between hardiness，exposure to traumatic events and PTSD symptoms among French police officers. *European Journal of Trauma & Dissociation，2*（4），165-171.

② 李洋，彭丽华，陈雅儒，马春鹏，刘德全.（2011）. 灾后消防救援人员创伤后应激障碍分析. *现代生物医学进展，11*（4），775-779.

③ Chang，C. M.，Lai，T. J.，Lee，L. C.，Connor，K. M.，Davidson，J. R. T.，& Jeffries，K.（2003）. The psychotraumatic distress and coping strategies among rescue workers after an earthquake. *Journal of Nervous and Mental Disease，191*（6），391-398.

要心理健康治疗者予以关注。[①] 相关的保护因素则包括培训和经验，广泛的社会支持，同侪凝聚力和部门的自我价值感，同事、主管和家人／朋友的私人物品（情感寄托物），身边人的社会支持，以及高水平的心理韧性和幽默感。

警察和军人的心理干预建议

克里姆利等人在综述中提到以下三种针对警察群体的心理健康干预机制。[②]

第一，重大事件压力管理（critical incident stress management，简称 CISM）。暴露在重大事件中，个人的正常应对机制可能不堪重负，这可能导致思维受限以及恐惧、焦虑和抑郁状态。CISM 的目标是，减轻创伤事件的心理影响，防止随后出现创伤后症状，为可能需要转介专业精神卫生服务的个人提供早期识别系统。为了达到这个目标，采取的策略包括：压力和应对技能的教育；压力反应的正常化和验证；促进事件的情绪处理；必要时提供转诊的便利。

第二，同侪支持计划（peer support）。针对警察的同侪支持计划始于 20 世纪 80 年代，旨在为因职业及个人原因而陷入困境的警察提供社会及情感支援，协助他们克服工作中的心理困难，并使与职务有关的创伤经历正常化。

第三，员工援助计划（employee assistance programs，简称

[①] Klimley, K. E., Van Hasselt, V. B., & Stripling, A. M.（2018）. Posttraumatic stress disorder in police, firefighters, and emergency dispatchers. *Aggression and Violent Behavior, 43*, 33-44.

[②] 同上。

EAPs）。这是基于工作的自愿项目，能够为员工提供包括评估、咨询和转诊在内的一系列心理服务，以解决广泛的心理健康问题。该计划也要求提供心理服务的专业人士必须了解警察工作的性质和与警察工作相关的困难，且能够提供恢复和 / 或保持警察最佳绩效水平的方法。

针对消防员的预防和治疗方案包括提供压力急救方面的培训，通过提供同侪支持，并在需要时将个人与适当的后续护理联系起来，帮助消防员在创伤事件后恢复最佳表现。又比如行为健康培训预防计划，该计划由一系列心理教育演示组成，涵盖各种主题（压力、抑郁、睡眠障碍、物质使用和自杀）。还有同侪支持和员工援助计划，重点是建立一个以同侪为基础的预防自杀小组。

杨国愉等人在 2015 年追踪研究了中国人民解放军赴利比里亚抗击埃博拉疫情时的心理健康特点和变化规律，发现军人在集结期的强迫、抑郁、焦虑因子得分及总均分显著高于国内集训期、海外任务早期、海外任务后期和医学观察期。这可能是因为，军人在集结期处于突然面对重大军事行动，接受不确定性任务和临时组建工作团队的应激初期，加之媒体对埃博拉疫情的过度报道，军人普遍存在对不确定事件的紧张、焦虑情绪及对高危险任务的恐惧情绪。但军人在集训后，心理健康水平显著提升，这说明在各阶段开展的心理测评、心理健康教育、心理咨询和心理训练等工作，促进了军人的心理健康。这个研究结果给我们的启发是，可以考虑在派遣医疗人员或其他一线人员奔赴湖北支援时，提前进行短期心理辅导或进行随行心理辅导，预防之后心理健康问题的出现。

杨国愉等人在 2017 年还发现，军人遇到心理问题的常见处理方式，排在前四位的依次是娱乐消遣、亲人与朋友的支持、书报和电视、运动宣泄。而军人最喜欢的心理健康服务方式依次是心理训练、书报与影视、与专业人员交流和心理讲座。军队医生、护士对心理训练的需求显著高于行政后勤人员。比较有效的心理干预内容依次是情绪与压力管理、重大事件应激心理调适、心理健康分析、掌握心理状态的方法。军队护士和行政后勤人员对重大事件应激心理调适内容的需求显著高于军队医生，而行政后勤人员对心理学常识教育内容的需求显著高于军队护士。在已有的心理健康项目的基础上，军人希望开展的心理训练项目有情绪调控训练、心理承受能力训练、压力管理训练、应急能力训练等。

总之，心理训练是提高应对重大任务适应性的良好方式。有效的心理训练可以改善军人的认知，积极适应环境；学会人际沟通的技巧和方法，主动融入集体生活；学会积极的应对方式，合理应对生活事件；学会情绪调节的方法，缓解紧张和焦虑情绪。积极的应对方式、良好的认知态度能有效缓解身心症状，减轻压力，提高适应能力和心理健康水平。

社会工作者等相关职业群体的心理创伤特点及应对措施

在 2020 年这场全体中国人共同面对的新冠肺炎危机中，我们多次见证历史。从武汉封城，到全国 31 个省、自治区、直辖市启动重大突发公共卫生事件一级响应，再到 10 天之内建成火神山、雷神山两座专门医院，以及后续十几所方舱医院的迅速设立与病人收治工作的展

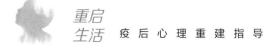

开，无论是城市的封锁、政策的执行、病患的查找和援助、人员接触轨迹的调查，还是医疗和其他物资的转运与调配，都离不开无数公职人员、社会工作者、志愿者废寝忘食地坚守岗位、不顾牺牲的精神和行为。根据《人民日报》微博3月9日报道，截至3月8日，全国城乡社区工作者在疫情期间因公牺牲者已有53人。所以我们有理由相信，在疫情期间，社会工作者承受了严重的生理和心理压力，甚至是创伤性压力。疫情大面积暴发的一个多月以来，全民抗疫的工作已经不仅涉及医生、警察、公职人员，还包括参与医院建设的工程师和建筑工人、运送病毒样本的检验人员、制造防疫用品的车间工人、为医护人员送饭的餐饮从业者、接送医护人员上下班的出租车或私家车司机、坚守小区防疫岗位的居委会工作人员和物业人员、保障通勤和运输畅通的客运人员、深入一线采访报道的记者等，几乎所有人都是这场战役中不可或缺的重要力量。我们已经很难用一两种职业来概括，所以在文献调研中，我们统一用"社会工作者等相关职业群体"来概括。社会工作者是一个广泛的概念，不仅包括直接活跃在前线并与患者或医护人员频繁互动的救援志愿者、居委会成员、基层干部、记者，还包括虽远离前线但承担着重要工作的接线员、紧急调度员等。

　　并不是说只要接触过创伤性压力，就一定会产生心理障碍，但是只要有人有心理需要，就应该重视，这也是一个健全和温暖的社会的应有功能。在灾难中，所有人都全力以赴，尽最大可能减轻灾难的后果。在这场战役中，每个人都可以以自己的方式去努力，每个人都应该被铭记。面对疫情，没有人是孤军奋战，有人的地方就是战场，每个人都是英雄，每个人的心理健康都不应该被忽视。

疫情或其他重大突发灾难中社会工作者等相关职业群体面临的主要心理压力

重大突发灾难发生后，很多社会工作者可能遭受共享性创伤压力（shared traumatic stress，简称 SdTS）的影响。[①] 共享性创伤压力包含创伤后压力障碍和二次创伤两个部分，反映了社会工作者作为受害者和助人者面对集体性创伤事件时的双重暴露。

即使没有亲历创伤事件或未与创伤受害者有直接接触，频繁暴露于创伤事件的信息中也可能导致与创伤相关的痛苦。"9·11"事件后，皮尔斯（Heather Pierce）等人对随机选择的中西部地区的 171 名接线员进行了持续 7 个月的评估，发现接线员报告了高水平的创伤周期痛苦（peritraumatic distress），这种痛苦与创伤后应激障碍的症状有一定关联。[②] 接线员凭借询问技能来评估事件的紧急性，确保及时通报紧急状况并提供适当的帮助，所有这些工作都需要在接听电话后的几分钟内完成。成功的关键是保持镇静和抑制情绪反应的能力，但接线员接到的电话经常会使人产生强烈的恐惧感和无助感，这说明暴露于与工作相关的、令人厌恶的细节中，足以诱发创伤后应激障碍的症状。

急救中心的紧急调度员（emergency dispatchers）同样常常暴

[①] Tosone，C.，McTighe，J. P.，& Bauwens，J.（2015）. Shared traumatic stress among social workers in the aftermath of hurricane Katrina. *British Journal of Social Work*，45（4），1313-1329.

[②] Pierce，H. N.，& Lilly，M. M.（2012）. Duty - related trauma exposure in 911 telecommunicators: Considering the risk for posttraumatic stress. *Journal of Traumatic Stress*，25（2），211-215.

露在职业和创伤压力源中，事实上，他们接触到创伤倾诉的频率可能更高，还经常需要通过电话或媒体曝光这些事件的细节。接听这类急救电话的调度员通常会报告与创伤后应激障碍相关的症状，如对事故的侵入式回忆和痛苦的记忆、麻木的反应、易怒、过度兴奋、注意力不集中和睡眠障碍等。

疫情和其他重大突发灾难可能给社会工作者等相关职业群体带来的心理健康问题

徐慰等人对 298 名南京红十字会救援人员进行了问卷调查，发现救援人员的创伤后应激障碍筛查阳性率为 35.2%，创伤后成长的筛查阳性率为 47.3%，并且年龄小于和等于 20 岁的救援人员的创伤后应激障碍症状显著重于年长的救援人员。[1] 上田一记（Ikki Ueda）等人调查了日本"3·11"大地震（即福岛地震）发生后受灾地区的社会福利工作者（这些工作人员参与了灾后恢复工作，他们本身又是受灾者）的心理健康程度，发现在地震发生 20—22 个月后，分别有 4%、12% 和 7.9% 的社会福利工作者可能出现类似创伤后应激障碍、抑郁的症状并存在心理困扰。[2]

博斯卡里诺（Joseph A. Boscarino）等人评估了"9·11"事件发

[1] 徐慰，姜慧丽，张伊，安媛媛 .（2019）. 红十字会救援人员的心理创伤反应及预测因素 . *中国临床心理学杂志, 27*（1），181–184+188.

[2] Ueda, I., Sakuma, A., Takahashi, Y., Shoji, W., Nagao, A., & Abe, M., ... Matsumoto, K.（2017）. Criticism by community people and poor workplace communication as risk factors for the mental health of local welfare workers after the great east Japan earthquake: A cross – sectional study. *Plos One, 12*（11），e0185930.

生后参与恢复、咨询工作的社会工作者在灾后 20 个月左右的压力情况，发现 4.8% 的社会工作者存在同情倦怠，10.78% 的社会工作者存在职业倦怠。[1] 科拉罗西（Lisa Colarossi）等人调查了"9·11"事件发生 6 个月后纽约社会工作者的压力和心理健康情况，发现大部分受访者报告存在躯体化（81%）、抑郁（85%）、焦虑（89%）或创伤后应激障碍（98%）的症状。[2] 在随后的 6 个月里，分别有 36%、21%、84% 的受访者报告了抑郁、躯体化、焦虑症状的增加，而 14% 的受访者报告了 4 项及以上的创伤后应激障碍症状。莫特里夫（Yvon Motreff）等人发现，2015 年 11 月的巴黎地区恐怖袭击事件发生 8—12 个月后，在消防员、卫生专业人员、附属志愿者和警察中，创伤后应激障碍的患病率分别为 3.4%、4.4%、4.5% 和 9.5%。[3] 佩林（Megan A. Perrin）等人对参与"9·11"事件救援／恢复工作的 28692 名人员进行了长达 2—3 年的创伤后应激障碍患病率和危险因素调查，其中警察 3925 人，消防员 3232 人，医护人员 1741 人，建筑人员 4498 人，卫生人员 1798 人，志愿者组织的员工 5438 人，独立志愿者 3797

[1] Boscarino, J. A., Figley, C. R., & Adams, R. E. (2004). Compassion fatigue following the September 11 terrorist attacks: A study of secondary trauma among New York city social workers. *International Journal Of Emergency Mental Health, 6*（2），57–66.

[2] Colarossi, L., Heyman, J., & Phillips, M. (2005). Social workers' experiences of the World Trade Center Disaster: Stressors and their relationship to symptom types. *Community Mental Health Journal, 41*（2），185–198.

[3] Motreff, Y. et al. (2020). Factors associated with PTSD and partial PTSD among first responders following the Paris terror attacks in November 2015. *Journal of Psychiatric Research, 121*, 143–150.

人，其他政府机构人员 4263 人。[1] 结果表明，在救援／恢复人员中，创伤后应激障碍的总体患病率为 12.4%，警察为 6.2%，独立志愿者为 21.2%。除警察群体外，开始参与救援和恢复工作的早晚以及时间长短对是否患病有影响，之前是否有过灾难相关培训以及相关经历也有一定影响。

在克里姆利等人的综述中提到，紧急调度员暴露于潜在的创伤电话中会增加愤怒的爆发、噩梦闪回、酗酒和职业倦怠。[2] 同时，组织和管理上的困难加剧了调度员的消极情绪（如无力感、失败感和缺乏控制感）、睡眠困难、物质滥用、情感麻木或情绪极度亢奋，以及社会孤立。

灾后社会工作者等相关职业群体出现心理问题的风险因素和保护因素

托索内（Carol Tosone）等人调查了卡特里娜飓风后当地社会工作者共享性创伤压力的影响因素，发现创伤历史、飓风带来的情绪困扰和不安全的依恋类型（回避型和矛盾型）有可能让共享性创伤压力剧增。[3] 依恋类型是我们和身边亲近的人（例如父母、好友、恋人）之

① Perrin, M. A., DiGrande, L., Wheeler, K., Thorpe, L., Farfel, M., Brackbill, R. (2007). Differences in PTSD prevalence and associated risk factors among world trade center disaster rescue and recovery workers. *American Journal of Psychiatry, 164* (9), 1385–1394.

② Klimley, K. E., Van Hasselt, V. B., & Stripling, A. M. (2018). Posttraumatic stress disorder in police, firefighters, and emergency dispatchers. *Aggression and Violent Behavior, 43*, 33–44.

③ Tosone, C., Mctighe, J. P., & Bauwens, J. (2015). Shared traumatic stress among social workers in the aftermath of hurricane Katrina. *British Journal of Social Work, 45* (4), 1313–1329.

间一种持久的心理联系，早期的依恋方式是通过婴幼儿时期与主要照料者（例如父母）之间的互动建立起来的，并很可能一直维持到成年。依恋理论认为，假如在生命早期我们无法建立一种安全的依恋关系，这种不安全感和人际关系的矛盾感就可能影响之后的人际关系。托索内等人的研究发现，心理弹性能够在不安全型依恋、飓风带来的情绪困扰和共享性创伤压力之间起到部分中介作用，这表明不安全型依恋和情绪困扰对个体的心理创伤既有直接影响，又有间接影响——可能通过降低个体的心理弹性而增加心理创伤。在日本福岛地震发生之后，导致受灾地区社会福利工作者患心理障碍风险增加的社会因素有在工作中缺乏交流，被当地居民批评；个人因素有濒死体验、亲人死亡或失踪、流离失所。①

科拉罗西等人发现，"9·11"事件发生后，如果受访者经历过目击创伤事件，住在世贸中心 16 千米内，认识的人身故，认识其他参与心理恢复的工作者，那么他们会更加频繁地表现出焦虑、抑郁、躯体化和创伤后应激障碍症状。②2015 年 11 月的巴黎恐怖袭击事件发生后，在急救人员中频发的创伤后应激障碍症状与社会孤立存在联系，这很可能是因为创伤后应激障碍会影响社会关系。心理健康专业

---

① Ueda，I.，Sakuma，A.，Takahashi，Y.，Shoji，W.，Nagao，A.，& Abe，M.，... Matsumoto，K.（2017）. Criticism by community people and poor workplace communication as risk factors for the mental health of local welfare workers after the great east Japan earthquake: A cross－sectional study. *Plos One，12*（11），e0185930.

② Colarossi，L.，Heyman，J.，& Phillips，M.（2005）. Social workers' experiences of the World Trade Center Disaster: Stressors and their relationship to symptom types. *Community Mental Health Journal, 41*（2），185-198.

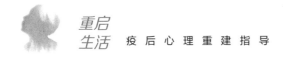
人员应该重点关注社会隔离对心理健康的影响，尤其是那些没有亲朋好友的人。

支持性工作环境能够减少"9·11"事件发生后参与恢复、咨询工作的社会工作者的职业倦怠问题，例如能随时获得提高服务质量的信息，知道如何通过深呼吸、积极的自我对话和适当的幽默来控制情绪疲劳。[①] 德克尔（Rachel Dekel）等人调查了为恐怖袭击受害者（或家庭）提供援助的社会工作者的心理健康状况，发现对工作的自信和乐观的生活态度能够改善其创伤后应激障碍的症状。[②] 芬克尔斯坦（Michal Finklestein）等人对以色列恐怖袭击中社会工作者的调查也发现，职业的自我效能（在专业能力上对自己治疗恐怖袭击受害者的信心）、专业经验、职业支持（与服务恐怖袭击受害者有关的讲座、谈话、监督）和受教育程度，在个体面对替代性创伤时具有心理保护作用。[③]

对于紧急调度员，由于对紧急情况的控制能力有限，他们感到精疲力竭，患创伤后应激障碍的风险增加，这反过来会降低他们的内部控制感。职业倦怠的加剧因素可能包括对工作、职位、薪酬不满，角色冲

[①] Boscarino, J. A., Figley, C. R., & Adams, R. E. (2004). Compassion fatigue following the September 11 terrorist attacks: A study of secondary trauma among New York city social workers. *International Journal of Emergency Mental Health, 6*（2）, 57–66.

[②] Dekel, R., Hantman, S., Ginzburg, K., & Solomon, Z. (2007). The cost of caring? Social workers in hospitals confront ongoing terrorism. *British Journal of Social Work, 37*（7）, 1247–1261.

[③] Finklestein, M., Stein, E., Greene, T., Bronstein, I., & Solomon, Z. (2015). Posttraumatic stress disorder and vicarious trauma in mental health professionals. *Health & Social Work, 40*（2）, 25–31.

突，工作场所缺乏社会支持，对缺乏相关培训不满。此外，感知到的低地位、与上级的冲突及组织支持减少，也可能增加压力和倦怠风险。[1]

社会工作者等相关职业群体的心理干预建议

李秀珍等人（2009）选取了 50 名参与汶川地震现场报道的记者，在他们完成报道任务 1 周后进行了心理干预，具体方案以改善认知、小组活动和创伤症状的个别治疗为主。[2] 接受心理干预后，大部分记者的心理创伤状况有所改善。

哈蒙德（Jeffrey Hammond）等人发现，从事灾难医学工作的人员，特别是那些参与遗体复原和鉴定的人员，容易受到各种压力相关的心理和身体后遗症的影响，甚至患上创伤后应激障碍。[3] 危机事件压力管理中的危机事件压力报告（critical incident stress debriefing，简称 CISD）是一种简短的、有组织的、介入的技术，可在创伤事件发生后立即使用，或在短期内使用，可以帮助参与者在创伤事件发生后 48—72 小时内在一个安全的小组中进行认知和情感方面的处理。它既不是心理治疗，也不是心理咨询，而是通过语言表达、情感宣泄和调整呼吸、反应正常化、健康教育和为未来可能的反应做准备来促进

① Klimley, K. E., Van Hasselt, V. B., & Stripling, A. M.（2018）. Posttraumatic stress disorder in police, firefighters, and emergency dispatchers. *Aggression and Violent Behavior, 43*, 33–44.

② 李秀珍, 祝扬, 杨叶芃, 李家凤.（2009）. 抗震救灾记者队伍心理危机干预方案探讨. *人民军医, 52*（5）, 302–303.

③ Hammond, J., & Brooks, J.（2004）. The World Trade Center Attack Helping the helpers: The role of critical incident stress management. *Critical Care, 5*（6）, 315–317.

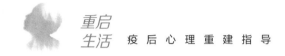
情绪健康。危机事件压力报告已成功地应用于急救人员和入院前的服务机构，如紧急医疗服务、警察和急救人员，以及士兵、战俘、人质和灾难救援人员。

事实上，针对社会工作者的心理干预研究并不多，这可能是因为进行心理干预的人员往往是社会工作者的一部分。社会工作者的职业背景比较复杂，有可能来自各行各业，而且很多是临时参与的志愿者，所以每个人的抗压能力差别很大。传统的心理学研究对一些新兴职业的研究也比较欠缺，例如这次在疫情暴发后，各地封城、封路、封小区，很多社区都靠快递和外卖人员来获得宝贵的物资，针对这些物流人员心理健康的研究调查和制定相关的心理帮助措施，也应该是心理工作者要考虑去做的事。

情绪急救包：从漩涡中醒来

苏醒原则一：舒缓情绪痛苦

你需要找到适合自己的舒缓情绪痛苦的方法，并与身边关心你的人沟通，无论你是否需要他们的帮助，他们都需要尊重你的态度和想法。如果你不想谈论创伤压力事件，就不要去谈论它；如果保持沉默能让你的心情更加平静，就保持沉默。如果没有做好准备去面对事实，强行回忆只会让自己的心理创伤不断扩大，让压力事件有更大的破坏力和冲击力。就应对丧失和心理创伤而言，并不存在完全正确的方式，每个人都可以有自己独特的处理方法，只要能够停止心理创伤对生活和身心健康的损害。你可以通过表 2-11 来简单梳理自己的想法。

表 2-11 我的疑惑与我的选择

我的疑惑	我的选择			
我想要找人谈论令我感到压力和悲伤的事件吗？	想	现在不想，但 1 周后也许需要	现在不想，但 1 个月以后也许需要	永远都不想
如果我需要找人谈论，我希望那个人是谁？	家人	朋友或同事	心理咨询师	网络上的陌生人
如果我需要找人谈论，我希望的频率是什么？（以最近一周为例）	一整天	每天 1 次	两三天 1 次	每周 1 次
虽然我不想讨论事件本身，但我需要有值得信任的人陪在我身边。	是的	现在不需要，但 1 周后也许需要	现在不需要，但 1 个月后也许需要	永远都不需要
如果我需要有人陪伴，我希望那个人是谁？	（请写出他 / 她的名字）			
当我觉得难以承受压力和悲痛时，我可以做些什么让自己的情绪舒缓一些？	（请列出主要的三种方法，例如写日记 / 写作、画画、听音乐、健身 / 运动、做家务、照顾孩子、给亲友打电话、工作等，如果什么都不想做，也请写下来）			

苏醒原则二：恢复迷失的"自我"

经历创伤性压力很可能让我们对自我产生疑惑，我们曾经坚信的事情很可能因此动摇。如果你已经感觉到自我的完整性因为这些事件而破碎，你可以尝试使用一些方法来寻回关于自我的线索，将它们"拼起来"，这样做能够让你更好地了解自己。温奇的《情绪急救：应对各种日常心理伤害的策略和方法》（2015年中译版）中介绍了一些比较有效的方法，这里我们也整理了一个简单的表格（表2-12）来帮助你进行自我"修复"。通过比较和设立目标，我们可以与有价值、有意义的自我重新连接，并在接下来的生活中更有目标地努力。

表2-12　我的问题与我的回答

我的问题	我的回答
在创伤性事件发生之前，你自己或别人认为你有哪些重要的品质和人格特点？	（请列出至少5个）
在创伤性事件发生之前，你自己或别人认为你有哪些重要的能力？	（请列出至少5个）
现在，你觉得上述哪些重要的品质和人格特点发生了变化？为什么？	
现在，你觉得上述哪些重要的能力发生了变化？为什么？	
如果有变化，你可以通过什么人、什么活动或什么方式来恢复原来的品质、人格特点和能力？	
现在，你觉得你需要获得或培养一些新的品质、人格特点和能力吗？为什么？	
如果有需要，你可以通过什么人、什么活动或什么方式来获得新的品质、人格特点和能力？	

苏醒原则三：检查自己是否有抑郁倾向

如果想知道自己是否已经出现了抑郁倾向，并有可能发展为临床症状，最快速的方法是通过问卷的形式进行自我测评。常用的心理测评工具很多，其中使用范围最广的是贝克抑郁问卷（Beck Depression Inventory，简称 BDI）。贝克抑郁问卷将抑郁表述为 21 个"症状—态度类别"，调查最近一周的心情状态，并将每个类别描述为四级，从"没有"（0 分）到"极其严重"（3 分），总分范围为 0—63 分。[①] 最后得分 0—4 分为无抑郁或极轻微抑郁；5—13 分为轻度抑郁；14—20 分为中度抑郁；21 分及以上为重度抑郁。一般情况下，超过14 分就应向心理咨询师寻求帮助或就医。

也可以使用《伯恩斯抑郁状况自查表》[②]，包括四个类别（感想和感受、活动和个人关系、生理症状、自杀倾向），一共 25 个问题，从"完全没有"（0 分）到"极其频繁"（4 分），总分范围为 0—100 分。最后得分 0—5 分表示没有抑郁倾向；6—10 分表示存在正常程度的情绪低落；11—25 分表示存在轻微抑郁；26—50 分表示存在中度抑郁，如果得分在这个范围内超过两个星期，请务必考虑寻求专业治疗；超过50 分则属于严重抑郁（超过 75 分属于极度抑郁），要立即接受专业治疗。需要特别说明的是，如果已经有自杀倾向，无论最后得分是多少，都请立即找心理健康专家就诊。

[①] 汪向东，王希林，马弘.（1999）.*心理卫生评定量表手册（增订版）*.北京：中国心理卫生杂志社.

[②] 伯恩斯.李亚萍，译.（2014）.*伯恩斯新情绪疗法*.北京：科技文献出版社.

苏醒原则四：如何帮助陷入悲恸的人（针对提供帮助的人）

澳大利亚心理学家默里（Judith Murray）建议，当我们身边有人经历丧亲之痛而我们可以提供一定帮助时，应该遵循"尊重—理解—赋能"（respect-understanding-enablement）的"三步走"原则。[①]

第一步，要尊重对方的世界观。尊重，需要建立在对帮助对象的富有共情的理解上。

第二步，要深刻理解丧亲之痛已经瓦解和破坏了对方的世界观和安全感。对方的内心是破碎和动荡的，作出任何过激反应都是正常的，要小心不要让对方伤害自己。

第三步，尝试帮助对方在恐惧和痛苦中重新掌握一部分控制感，能够让对方感受到安全感的话语或行为在任何时候都是一个有益的开始。能够让对方信任，或者能够帮助对方建立一个让他感到安全的地方，就是你能够提供的最有效的帮助。

重要原则：不要尝试去干扰或侵入对方的世界，当对方尝试适应丧亲的不幸并邀请你加入时，不要带着拯救者的姿态，而应当保持谦逊——允许他人进入悲恸的隐秘内心世界本身就是重拾对破碎的世界的信任和安全感的一个信号，它需要我们小心呵护。

---

① 引自默里 2005 年未发表的在线论文——*Loss and Grief : What are we talking about?*

理性急救包：为自己辩护

辩护原则一：一分钟原则（深呼吸原则）

阿尔伯特·艾利斯（Albert Ellis）和黛比·约菲·艾利斯（Debbie Joffe Ellis）在《理性情绪行为疗法》（2015年中译版）中提到，我们常常有两套思维系统：一套是理性思维，它建立在实际经验的基础上，能够明确分清楚什么是现实，什么是愿望，对事件能够正确认识和冷静分析，伴随着健康的合理情绪；一套是非理性思维，它与理性思维正好相反，不但感情用事，夸大事件的严重性，甚至将结果灾难化，而且总是固执地使用"应该、必须、应当"等不合理且自我中心的思考方式，对自己、他人和生活总是带着批评和责备的态度，因而总是伴随着过分消极的负面情绪。

事实上，这也是由我们的大脑运作方式决定的。我们的大脑处理情绪信息总是要快很多，尤其是处理消极情绪——因为消极情绪往往预示着环境中存在威胁，例如感到焦虑或害怕，有可能是因为身边有危险的人或事，这种情绪能够促使我们在花时间深入思考之前保持警觉，可以随时做好准备逃跑或采取手段保护自己。简单来说，情绪化的非理性思维总是比深思熟虑的理性思维来得快。一般情况下，理性思维还是会逐渐掌握控制权，驳回或改写非理性思维的逻辑错误。但是，如果非理性思维激发的情绪唤醒过于强烈，人的全部身心都沉浸在愤怒带来的亢奋或抑郁带来的倦怠中，理性思维就很可能被逐渐淹没在这些强烈的情绪中。

所以，每当我们陷入诸如自怨自艾、强烈否定自我价值感之类的强烈消极情绪时，我们应该意识到，这并不出自我们的理性思维，而是出自冲动化、情绪化的非理性思维。因此，在仓促得出结论之前，我们需要缓一缓，给理性思维一些时间，好进行积极的思考和探索。可以采用"一分钟原则"的方法，对自己头脑中的思想说："停下来！"然后闭上双眼，开始深呼吸。尽量让呼吸平和且缓慢，缓慢地吸气，缓慢地呼气，感受空气通过鼻腔进入胸腔，又缓缓呼出，安静地聆听呼吸的声音。一般5—10个深呼吸之后，我们的身体就能够摆脱强烈情绪所激发的非理性思维，开始平静下来，同时我们的大脑也获得了充足的氧气，可以进行理性思考了。

辩护原则二：无条件接纳原则

被誉为"认知疗法和认知行为学疗法之父"的贝克（Aaron Temkin Beck）提出了"消极认知三角"（negative cognitive triad）模型，简言之，就是遗传（如基因）和环境（如早期创伤）的风险导致了自我贬低的消极记忆（信息加工偏见）和面对压力的过激生物反应，随着时间的流逝，这些过程会形成一种让人们深信不疑的抑郁的信念（即对自身、世界和未来的消极看法），进而加剧信息加工偏见和压力反应。这些抑郁的信念包括：对自己的消极观点，例如"我毫无价值，毫无能力"；对世界的消极观点，例如"我毫无价值，所以其他人都不支持我"；对未来的消极观点，例如"我永远无法做好任何事"。

要纠正这些消极认知，可以采取理性情绪治疗中的无条件接纳原则，也叫3A原则。

第一，无条件接纳自我（unconditional self-acceptance，简称

USA）：总是接纳自己的弱点。人总会犯错，千万不要因为有过失就自我诅咒。接纳自己会犯错的事实，我们就可以与自己和解。

第二，无条件接纳他人（unconditional other-acceptance，简称 UOA）：正如你不会因为自己的愚蠢而责怪自己，你也坚决不要去责怪他人的过失。要同情犯错者，就像你对待犯错误的自己一样。接纳他人会犯错的事实，我们就能够与世界和解。

第三，无条件接纳生活（unconditional life-acceptance，简称 ULA）：你看到了生活中的不公正、不公平和不道德现象，在可能的情况下，要努力去完善它。但不能因此断定人生没有希望，事情永远不会改变。你可以认为生活"不好"或"不太满意"，但不要认为它是"可怕的"或者"糟糕的"。一切都可能改变，只要心存希望。接纳生活，我们就能够与未来和解。

辩护原则三：ABCDE 原则

《理性情绪行为疗法》一书中介绍了一种叫作"ABCDE"的自我治疗方法，即通过写作的方法描述 ABC，通过 D 与非理性观念争论并保留理性观念，最终得到 E（表 2-13）。

表 2-13　ABCDE 方法

A	诱发事件或不幸遭遇（activating events）	清楚地阐述发生的事件："我已经尽了最大的努力，感染的病人还是因为并发症太严重而失去宝贵的生命。"
B	对事件的看法或观念（beliefs）	积极地改变不合理信念，同时坚持讨厌并拒绝非理性思维。

（续表）

C	后果 （consequences）	行为后果和情绪后果。 "我因为没能救下那位重症病人而感到挫败，我对自己很失望，我为这种无力感而烦恼。"——这是正常的"良性"消极情绪。 "我对自己感到愤怒，有羞愧感和罪恶感，我是一名医生，却没能挽救我的病人！"——这是需要特别注意的"不良"消极情绪。
D	与非理性观念展开辩论（disputation）	参见表2-14。
E	有实际效用的新观念（new effect）	"尽管那一刻留下了太多遗憾，但我并不是一个坏人——只是那一刻我们对新型冠状病毒的了解太少，而病人的病情迅速恶化，有太多我们无法控制的因素共同造成了这个结果。"

对非理性观念进行积极辩论和理性质问。

表2-14　与非理性观念展开辩论

现实辩论	逻辑辩论	实用辩论
我确实实施了所有能够实施的救治方案，但还是失败了，这是我的错误吗？	我的观念合乎逻辑吗？	长期保持这种沉重的自责对我有益还是有害？
换作其他医生处在我当时的情况下，他们会比我做得更好吗？	我对自己的医术真的这么没有信心吗？	如果我坚持必须背负这种罪恶感活下去，它能够帮助我拯救更多病人吗？还是会让我越来越自我怀疑？

（续表）

现实辩论	逻辑辩论	实用辩论
所有的救治方案是不是都是优化的标准程序？	是不是不管我救治了多少人，只要有一位病人不幸故去，我就是一个坏医生？	面对一件不幸的事件我就深感挫折，这样的我该如何让更多期待我去救治他们的病人相信和依赖呢？

辩护原则四：榜样原则

榜样，就像一个更加强大的自我。但榜样与纯粹想象中的理想形象不同，榜样有血有肉，他们脚踏实地地生活，他们有着我们向往和渴望坚持的重要品质。一个积极的榜样能够带给我们力量，也能够让我们更好地了解自己，坚持自己。我们可以寻找能够带给我们力量的榜样，我们也可以成为他人的榜样。需要注意的是，榜样并不是偶像。榜样是和我们地位对等的独立的个人，我们学习榜样的优点，从榜样的经历中汲取力量，但他们并不需要我们的崇拜，我们也不需要将他们奉若神明。如何选择榜样？

第一，选择熟悉的榜样。从你认识的人中找到值得你敬佩的或你想成为的人，观察他们如何展现态度，表达情绪，克服压力和消极情绪，把他们作为榜样。

第二，选择陌生的榜样。观察你不认识的人——也许是名人，不管是历史人物还是当代人物——把他们当作榜样。找到一个战胜逆境的楷模，从他身上学习积极向上的品质和行为。

第三，选择做他人的榜样。和其他需要帮助的人交流情绪控制和为自己辩护的观点与技巧，运用自己的经验帮助他人。帮助他人的同时也是在坚定自己的理性信念，巩固自己心理调节的效果，这就是在帮助自己。

"重启"急救包：静心的力量

美国退役军人事务部（U.S. department of Veteran affairs）在官方网站上为现役士兵提供了一个名为"RESET"（重启）的自我练习方法，用于处理不想要的或侵入式想法，以降低经历过创伤事件的士兵患创伤后应激障碍的风险，并改善和提高其生活幸福感。这一方法不仅适用于士兵，而且适用于经历过各种创伤事件或有不愉快的想法且难以释怀的人。这是一个一小时左右的视频训练，主题包括：

- 请记住，有打扰你的或你不想要的想法是正常的（R）；
- 放松控制，因为控制想法的方法往往未必奏效（E）；
- 看到并接受你的想法——你的想法只是你的一部分（S）；
- 体验你的想法，任其发展，不要去评判它们（E）；
- 训练你的技能——定期练习很重要（T）。

由于视频是全英文的，这里将这一方法的主要指导语分步骤翻译出来。我们建议感兴趣的读者可以自己录制或请家人录制音频（用自己喜欢的纯音乐作为背景音乐），每天至少练习其中的一种方法，并尝试在出现困扰的想法时使用相应的练习。

在每次开始练习之前，最好先找一个安静的私人场所。尝试使自己处于舒适状态，只要适合自己即可（无论是坐下还是躺下）；尝试减少可能的干扰（请关闭手机）。

表 2-15　练习 1：正念呼吸

练习 1：正念呼吸（mindful breathing），大约 5 分钟

这项运动将帮助你练习正念呼吸。

首先，要么闭上眼睛，要么在眼前的地板上选择一个位置来固定视线。

现在，请注意你的呼吸。

（保持 10 秒钟安静）

不要改变它，不要使它有所不同，只是注意它。

（保持 10 秒钟安静）

注意每一次吸气和每一次呼气。

（保持 10 秒钟安静）

注意当你吸气和呼气时，你的身体感觉是什么。

（保持 10 秒钟安静）

注意呼吸时身体的哪些部分在运动。

（保持 10 秒钟安静）

看看你是否可以注意到呼吸时的各个方面。

（保持 10 秒钟安静）

看看你是否能真正注意到在真正吸气或呼气之前的那一刹那，你吸气和呼气的冲动。

（保持 10 秒钟安静）

现在继续这种方式一段时间，注意你的呼吸。

（保持 20 秒钟安静）

现在，当你操作这一过程时，还要注意是否存在让你无法观察呼吸的干扰因素。也许你对某些想法念念不忘，或者有声音分散了你的注意力。每当发生这种情况时，只需要放松一下，恢复呼吸。你只需要将注意力转移到呼吸上。

（保持 10 秒钟安静）

继续保持这种方式。

（保持 10 秒钟安静）

注意每一次吸气和每一次呼气。

（续表）

（保持 10 秒钟安静）

观察呼吸情况。

（保持 10 秒钟安静）

无需尝试改变它，或使它与众不同。

（保持 10 秒钟安静）

只是注意到吸气和呼气的感觉。

（保持 10 秒钟安静）

每当有东西将你的注意力拉开时，你只要回到呼吸上来。

（保持 10 秒钟安静）

继续呼吸。

（保持 10 秒钟安静）

注意吸气和呼气的感觉。

（保持 10 秒钟安静）

注意伴随呼吸的所有感觉。

（保持 10 秒钟安静）

好，现在该结束了。准备好后，睁开眼睛。

表 2-16　练习 2：落叶随流水

练习 2：落叶随流水（leaves on the stream），6—7 分钟

这项练习将帮助你观察自己的想法。

以舒适的姿势闭上眼睛或将视线固定在眼前的地板上。现在，首先开始呼吸。只要注意每次的吸气和呼气。每当需要集中注意力时，只要关注呼吸即可。

现在，想象你正站在河岸边，面对平和的、流动的河水。想象河岸边聚集了一堆落叶，而你正看着水流不断将落叶轻柔地卷走，漂向下游。当落叶成为水流的一部分时，请将每个想法放在叶子的中间，练习观察自己的想法。

只需看着水流携带放置着你的想法的落叶离开。在想象时，请注意，有时叶子会静止不动，或者你将离开河岸，停止观察，或者有时此想象将完全从你的脑海中消失。如果发生这种情况，你需要意识到，你已经被自己的想法吸引，或者你仍然因为这些想法而苦苦挣扎。你只需返回河岸，把这些想法再次放到河岸边的落叶上。持续将想法放置在随水流而去的落叶上。

（续表）

最主要的是，要注意，当叶子由于某种原因而静止时，请查看是否可以在叶子静止之前就觉察到底发生了什么事。如果叶子根本没有漂流，而你开始思考"它没有用"或"我做得不好"，那么也让这个想法出现在叶子上。你只需继续看着水流将落叶带走，你对它们的想法就会消失。将每个想法放在叶子的中心，看着叶子成为水流的一部分。只是继续看着你的想法随着落叶漂向远方。

请记住，每当叶子停下来或练习被打断，你只需回到岸边，看着叶子带着你的想法顺流而下。你只需不断地将想法放在落叶上，每次叶子停下时，你就回到河岸边，让叶子再次漂流。

继续练习观察你的想法，将每个想法放在叶子的中央。只要保持将想法放在叶子上，并看着叶子成为水流的一部分。你只需继续观察你的想法随着叶子漂向远方，注意当叶子停下来时，你回到岸边，让叶子再次漂流。你只需回到岸边，将每个想法放在叶子的中央，看着叶子顺着水流漂向远方。

好，准备好后，睁开眼睛，结束练习。

表 2-17　练习 3: 仁慈冥想

练习 3: 仁慈冥想（kindness meditation），大约 5 分钟
这项练习可以帮助你练习对自己想法的非评判技术。
闭上眼睛或凝视固定地点。

现在，首先开始呼吸。只要注意每一次吸气和每一次呼气。每当需要集中注意力时，请回到呼吸上。

在头脑中想象一位你深切关心的人或动物，只要 TA 的形象浮现，自然会引发爱与关怀。这可能是一位朋友、一位家庭成员、一个孩子、一个宠物，或让你感到关怀和同情的其他人。

当你想到这个与你情感最近的人或动物时，看看你有多关心他们。注意是TA 的什么特点吸引了你。注意是什么让你如此珍视 TA。现在，请注意，TA在生活中也有自己的挣扎。注意，有时 TA 也会为困难的想法而挣扎，TA 也会承受画面、记忆和评判带来的负担。当 TA 处于这种困境中时，感受一下自己的心扉如何自然而然地打开，朝着 TA 移动，让 TA 感到舒适，以仁慈和同情心对 TA 的困难作出回应。

（续表）

在你为这位亲密的 TA 提供了深切关怀之后，请尝试将这种同情转向自己。花一点时间，注意自己的挣扎。请注意，有时你会被困难的想法、沉重的画面和回忆吸引住。注意你自己的挣扎。在这些经历中，看看是否可以选择让自己感到舒适的方法，让你的心扉自然地向自己的想法敞开。注意如何通过关心和安慰，以及同情心解决这个难题。

花一点时间，让自己在这个宽广的、充满同情心的地方休息。尝试片刻，敞开自己的心扉，为自己的挣扎或艰难的想法提供同情与友善。

（保持 15 秒的安静）

当你准备就绪时，请睁开眼睛。

表 2-18　练习 4：高山冥想

练习 4：高山冥想（the mountain meditation），5—6 分钟

这项练习将帮助你观察到，你的想法、情绪和感受只是你的一部分。我们的存在比我们的想法和情绪要大得多。

首先，闭上眼睛或凝视某物，然后呼吸。在进行此项练习时，请将你的呼吸作为锚点。如果你发现自己的思维在四处徘徊，请重新回到呼吸上，再次开始练习。

想象你见过的、听过的或幻想过的最美丽的山峰，它的形象十分鲜明。当你在脑海中聚焦于山峰的形状或带给你的感受时，请注意山峰的整体形状：高耸的山峰扎根于地壳深处，有陡峭或平缓的坡度。还要注意，无论是远距离观看还是近距离观看，它都是那么巨大，岿然不动，非常美丽。

（保持 10 秒钟的安静）

当你准备就绪时，请查看是否可以将这座山峰带入你的身体，使你的身体和大脑中的山峰融为一体。你的头变成高耸的山峰，你的肩膀和手臂就是山的两侧，你的臀部和双腿坚实地扎根在地板上的坐垫或椅子上。在你的脊柱深处体验身体的隆起感和"会当凌绝顶，一览众山小"的气魄。邀请自己成为一座呼吸的大山，纹丝不动，是超越言语和思想的存在：位于最中央的、屹立的、坚定不移的存在。

（保持 10 秒钟的安静）

现在，请注意这座山（也就是你自己）经历了许多变化。在一天里，太阳在天空中移动，大山却一点也不动摇。季节在变化，从夏天到秋天，从秋天到冬天，从冬天到春天，就像想法也会不断改变。但无论寒暑，这座山峰依旧存在。有时山上绿意盎然，有时大山披上了灿烂而斑斓的秋衣，或是白雪皑皑。但是无

（续表）

论气候如何变化，这座山始终存在。有时风雨交加，这座山会遭受强烈的风暴、雨和雪的袭击，有时晴空如洗，而这座山总是傲然屹立，稳如泰山，它从不与天气抗争。这座山不能改变天气，就像你可以坐下来，任由各种想法来去自如。暴风雨过后，这座山平静地耸立着；暴风雨会再次出现，但无论怎样的天气，都改变不了这座山。

（保持 10 秒钟的安静）

我们也经历着暴风雨，有狂风骤雨般的想法和情绪，有时甚至难以想象其猛烈程度。但是像高山一样，我们不必尝试改变天气。我们无法阻止疾风暴雨的来临，但它们也会很快离去，天空将再次晴朗。我们就是这巍然耸立在暴风雨中心的高山，尽情感受平静和力量。我们身边的光线、气候和云雾在不停地改变，但我们坚如磐石。

请注意，不管想法或感觉怎样来来去去，只要感受到与大山的合二为一和稳定的紧密联系就好。

（保持 10 秒钟的安静）

准备好后，睁开眼睛，结束练习。

表 2-19　练习 5: 苦恼练习

练习 5: 苦恼练习（practicing with distressing thoughts），6—7 分钟

你已经学到了几种策略来处理不想要的想法，接下来我们希望你开始练习处理让你感到困扰的想法。

你可以选择不同的练习策略：观察落叶上的想法，或对你的想法产生同情心，或者练习自己成为高山的想法。

在本练习开始时，请首先在脑海中召唤一个让你感到困扰的想法。当它出现后，你就可以进行苦恼练习了。

你可能会发现自己的想法转向了其他相关或不相关的想法，这没关系，只需要重新回到让你困扰的想法上。

好的，请确保你在不受干扰的地方舒适地坐着。花点时间考虑一下你想选择哪种练习策略，以及你想要回忆哪一个令你感到困扰的想法。

（保持 10 秒钟安静）

准备好了吗？现在开始练习，继续，直到听到结束为止。

（沉默约 5 分钟）

现在，练习结束，请睁开眼睛。

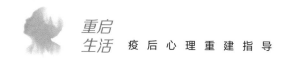

本章作者

灾难后的心理应对周期："非典"疫情带给我们的启示　　　　李世佳

令人痛苦的情绪复合体：悲恸与延长哀伤障碍　　　　李世佳

创伤与创伤应激障碍　　　　李世佳

自责与抑郁障碍　　　　李世佳

被死亡放大的自杀风险　　　　李世佳

医护人员的心理创伤特点及应对措施　　　严龙伟　余　菊　李世佳

警察、军人的心理创伤特点及应对措施　　　　余思雨　李世佳

社会工作者等相关职业群体的心理创伤特点及应对措施

　　　　　　　　　　　　　　　闫　瑾　聂改华　李世佳

情绪急救包：从漩涡中醒来　　　　李世佳

理性急救包：为自己辩护　　　　李世佳

"重启"急救包：静心的力量　　　　李世佳

第三章　疫情中的心理危机应对及反思

　　紧急心理援助服务的重点在于帮助援助对象渡过危机，这不同于常规的心理咨询，其出发点是使援助对象从专业心理服务中获益。此时，支持与抚慰、理解与尊重、倾听与共情比各种炫目的技术更能让援助对象获益。

紧急心理援助的基本原则

　　心理援助是指危机事件发生后，对处在心理危机状态下的人采取明确有效的援助措施，使其战胜危机，重新适应生活。

　　此次新冠肺炎疫情期间，根据《上海教委市级层面抗击疫情心理援助中心工作组培训资料》，心理援助的基本原则为：第一，将心理危机干预纳入疫情防控整体部署，以减轻疫情所致的心理伤害，促进社会稳定，并根据疫情防控工作的推进情况，及时调整心理危机干预工作重点；第二，针对不同人群实施分类干预，严格保护受助者的个人隐私，实施帮助者和受助者均应当注意避免再次受到创伤。

　　结合《中国心理学会临床与咨询心理学工作伦理守则（第二版）》中提出的善行、责任、诚信、公正、尊重五大原则，具体到本次新冠肺炎疫情心理援助工作中，可细化为以下几点。

将援助对象的权益放在首位

心理援助过程中应避免"剥削"的产生。这里的"剥削"是指心理工作者为了满足自己物质或心理上的需要，作出损害援助对象权益的行为，这与善行、尊重的原则背道而驰。

心理援助的出发点是使援助对象从专业心理援助服务中获益。心理援助者在任何时候都必须充分尊重援助对象的需要，即便是出于善意的目的。这意味着，心理援助者应只对主动寻求帮助的人提供必要的专业心理援助。

在胜任力所及的范围内工作

一旦意识到出现自身能力难以应对的情况，心理援助者应及时寻求专业督导的帮助或进行转介，并坦诚地向援助对象说明情况，这体现了责任、诚信的原则。援助者在擅长领域之外提供紧急服务时，应尽可能保守、谨慎，并尽快提高自己在该领域的胜任力，必要时应该寻求专业督导的帮助。紧急情况一结束或一旦有人能提供适当的服务，这种心理援助就要立刻终止。

此外，由于心理援助者自身也受此次疫情的影响，需要时刻关注自身的身心健康，例如是否出现明显的焦虑，是否感到耗竭？同时，心理援助者要留意自身状况对援助对象可能产生的影响。在承担社会责任之外，心理援助者也要积极维护自身的身心健康。一方面，要及时调整自己的情绪，保持敏感的自我觉察，避免反向移情；另一方面，要注意劳逸结合，维持良好的身心状态，避免职业倦怠。这是心理援助者提供专业化的心理援助服务的基本保障。

保密与保密例外

在心理援助工作中，应该谨慎对待涉及保密与知情同意的问题。心理援助者在援助的过程中，应当事先取得援助对象的知情同意，充分尊重援助对象的隐私。工作过程中，心理援助者可以对援助对象的问题做必要的记录，但这只是为了以后接受督导，对自己的工作进行总结时使用。除保密例外的情况外，未经援助对象的知情同意，严禁将援助对象的个人信息、咨询问题以及相关信息透露给第三方，更不可利用上述信息谋取私人利益。心理援助者不能出于炫耀等目的将援助对象的感谢信或留言在网络上公布，或者未经援助对象同意，将其案例详情用于宣传和教学等。

但是，当援助对象涉及自我伤害、伤害他人或法定的通报责任时，心理援助者应立即进行危险性评估并妥善处理，在保障援助对象最大福祉的同时，兼顾他人与社会大众的权益，并考虑相关法律的规定。如果发现援助对象出现发热等疑似症状，应在与援助对象充分共情、处理焦虑的基础上，鼓励援助对象就医，并与援助对象讨论为避免可能的影响而采取的必要防护措施。

尊重援助对象的自主性

紧急心理援助服务的重点在于帮助援助对象渡过危机，这不同于常规的心理咨询，因此不应过度催化，也不应给援助对象贴问题标签，更不应把援助对象变成练习心理技术的"小白鼠"。有些心理援助者助人心切，急于使用一些刚刚学习到的心理技术去改变援助对象的"症状"，或者急于给出指导性建议，或者草率地对援助对象进行分析，这些都未能尊重援助对象的自主性。很多时候，支持与抚慰、理解与尊

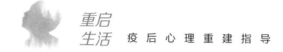

重、倾听与共情比各种炫目的技术更能让援助对象获得帮助。

此外，即使为了尽快地改善援助对象当前的情绪状况，心理援助者也不应给出不切实际的承诺和保证。因为从长远来看，这剥夺了援助对象心灵成长的机会。

提高专业技能并持续学习

《中国心理学会临床与咨询心理学工作伦理守则（第二版）》中的公正原则要求，"防止潜在的偏见、能力局限、技术限制等导致的不适当行为"。因此，心理援助者需要持续学习（如参加培训、实习、督导等），以拓宽视角，精进技能，这样才能更大限度地减少偏见和技能不足的限制。

心理援助者应该受过专业的训练，具备心理援助的资格和能力，这主要包括基本的专业训练和有关危机处理的专业训练。例如，心理援助者能够充分评估求助者的身心状况与个别差异，能够提供适当的情绪支持，能够促进求助者的身心健康，等等。心理援助者在心理援助前应接受过与心理危机干预相关的系统训练。在疫情背景下，心理援助工作很可能以视频或电话的方式开展，未受过相关训练或无相关经验的心理援助者应提前学习有关内容，以减少工作中的失误，为援助对象提供切实有效的帮助。

心理援助者的责任还体现在对专业知识的科普宣传上。在开展心理援助之前，除了应具备专业的资格和能力外，还应了解心理援助背景和心理援助对象的信息，掌握疫情的动态和心理援助对象的特征等，并进行专业知识的科普宣传。例如，帮助民众认识到疫情引发的适当恐惧或焦虑是正常的，是自我保护的必要反应，了解什么样的心理状态需要进一步接受心理干预，等等，增强民众对自身心理状态的科学认识和理性认识。

不强加个人和社会的价值观

心理援助者应与援助对象建立良好和安全的专业关系，尊重求助者的尊严与价值，以平等、真诚、关怀、负责的态度提供心理援助，尊重求助者个人的、社会的与文化的价值观。不评判是心理援助者基本的专业态度，不应以外界标准指责和要求援助对象。

此外，心理援助者应尽最大可能保证每一位求助者获得同等的心理援助机会和满意的帮助。心理援助者应以客观、科学和公正的态度对待每一位求助者，尽量减少个人价值观对求助者的影响，多提供专业服务，不给予道德评判；多提供选择方案，不给予直接指令。

疫情下的常见心理反应及个体自助攻略

大众常见的心理反应

随着各项防控措施的落实和民众防护意识的提高，从 2020 年 2 月下旬开始，全国有多个地区连续多天无新增确诊病例，新冠肺炎疫情进入收尾期。疫情进展的不同阶段对大众的心理有不同影响。大众的心理反应主要有以下三类。

其一，恐惧型。难以集中注意力，记忆力下降；负面思维较多，缺乏分辨信息的能力，失去控制感，容易被谣言误导，妄下结论，乱贴标签，无端指责和责备某个人或某个团体；悲观，十分担心自己是下一个传染者，感到焦虑、恐慌，常伴有呼吸急促、胸闷、肠胃不适等身体反应；茫然，过分注意清洁、消毒，反复测量体温，过度关注疫情相关新闻，坐立不安，行为冲动。

其二，平静型。注意力下降，容易分心；因为负面信息较多，所以也会感到压抑，但是能根据事实和数据（例如发病率、死亡率、治愈率等）分辨信息，判断自己的担忧是否合理；日常的讨论越来越多地涉及疫情，偶尔流露出担心，也会因疫情带来的不便而烦躁不安；遵从政府和社区的规定，采取一定的防护措施，减少外出。

其三，盲目型。忽视疫情相关信息，既觉得自己不可能感染病毒，也觉得自己不必采取任何防护措施，以自我为中心，仍然想按照原定计划出游和走亲访友，对家人的劝告不予理睬；因疫情给自己的正常生活带来不便而恼火，对政府的各项规定感到不解。

个体的自助攻略

在疫情期间和疫后阶段，个人如何调适自己的压力？

第一，从日常起居做起。首先，保持有规律的作息和营养均衡，坚持运动，听舒缓的音乐，看电影或电视剧，转移注意力，适当放松身体，尝试进行一些自己爱好的休闲娱乐活动，多与亲朋好友沟通，在家中创造轻松愉悦的气氛。其次，制订每日活动计划。这可以帮助自己有条不紊地应对缺乏动力、懒散与冷漠的问题。即使只执行计划的一部分，也会带来意想不到的效果。早上写下一天的活动计划，晚上填写计划执行的结果，记录一天中实际做了什么，注意劳逸结合，保持休闲娱乐活动和工作的平衡。

第二，处理负面情绪。首先，学会正面思考。我们要学会辨别信息，不被一些危言耸听的言论迷惑，根据公开、权威的信息判断疫情对自己的影响程度，进行合理防护。学会自我肯定，多回想自己以前是如何面对困难的，哪怕是一次小小的挑战，这可以增加行动力，不把时间浪费在难过与自我否定上。另外，不要把注意力过多地放在那些自己难以控制的事情上，多想自己能够把握、影响或改变的事情，想自己能做些什么来改变现状。

其次，学会自我关怀。我们不仅要照顾好自己的身体，也要照顾好自己的情绪。记录生活中让自己感动的瞬间，在失望、悲观之时，读读它们，鼓励自己。在需要安慰时，主动与亲朋好友沟通，说出自己的困难。要明白，很多时候只有讲出自己需要关心，身边的人才可能意识到你需要关心。独处时学会自我对话，把当下的自己想象为自己的一个好朋友，在心中与他／她交谈，理解自己的情绪，说些话来安慰自己，做些有趣的事来逗乐自己，让自己的生活多一份活力。

再次，减少"应该"句式。许多负面想法都是说教性的"应该"句式在作祟，找出那些你认为某件事、某个人或者某个团体让你失望的理由，然后质疑这些理由，找出它们荒谬、不现实的一面，学会从不同视角来看待问题和思考问题。

最后，学会将愿望视觉化。积极暗示的力量有时是十分有用的，即便在疫情期间，也要学会让自己看到积极的一面。列出疫情结束后自己想做的事，把自己的愿望全列出来，例如吃火锅、旅游等，然后在睡觉前想象疫情结束的时刻，将自己的愿望视觉化，尽量将每一个细节生动逼真地展现在脑海中，放松自己的身体，感受自己的心情。

如有必要，请拨打心理援助电话，寻求专业的帮助。

一线医护人员的自我心理调节技术与建议

一线医护人员既是抗击疫情的战士，也是普通人。面对疫情危机带来的高强度和高风险的工作任务，医护人员同样有可能出现各种心理问题。工作在一线的医护人员是产生急性应激的直接人群之一，属于灾害事件的第二级人群，可以使用的心理调节技术是多样的。

保险箱技术

一线医务人员直面生死，受到的心理冲击很大，需要拥有能够调节情绪、恢复正常心理功能的技术。

保险箱技术是一种简单易学的负面情绪处理技术，它是靠想象来完成的。它可以缓解心理创痛，在比较短的时间内恢复个体的正常心理功能。可以按照下面的指导语来练习：

> 现在，用你自己觉得舒服的方式坐下来或者躺下来。如果你是坐着，请感受你的双脚紧贴地面的感觉，感受你的臀部紧贴凳子的感觉，感受你的背部靠在椅背上的感觉。如果你愿意，现在请你按照你觉得舒服的方式放松自己的身体，当你觉得自己放松下来以后，把你脑海里越来越清楚的念头抓过来，就像抓天上的一朵白云，仔细观察它怎样平稳地流动，把你的注意力放到呼吸上，平静、均匀地呼吸，一呼一吸，身体也随之慢慢起伏。
>
> 注意你的胸腔，它缓缓地一升一降，仔细体会空气顺着鼻腔内壁缓缓流过，摩擦着鼻腔的这种微小运动的感觉。每一次呼吸都排出一些东西，如果你愿意，想象每一次呼吸都让你从白天的紧张

和忙碌中解脱了一点，并多了一点舒适和安宁。

现在请你想象，在你的面前有一个保险箱。请双眼注视你面前 1 米左右的地面，专注于那里的一个点，想象此时在这个点上有一个保险箱，你可以将所有困扰你的东西放进这个保险箱。这个保险箱可以是木头做的或金属制的，也可以是带金属装饰的木箱，你可以自己选择保险箱的材质。看着这个保险箱，保险箱的盖子打开了，把那些困扰你的和你无法摆脱的情绪放进去，如烦恼的情绪、悲伤的情绪和愤怒的情绪等。你可以观察那些困扰你的情绪，然后小心地合上保险箱，把所有情绪关起来。你可以选一把锁，锁好你的保险箱，要锁牢，让它在任何情况下都安全，并保管好钥匙。你知道钥匙放在哪里。然后，你平静、从容地看着这个保险箱，那些困扰你、伤害你的情绪就在里面。看着这个保险箱，它已经被锁住了。突然，这个保险箱不是在 1 米远的地方，而是出现在 3 米远的地方。看着这个保险箱，它出现在 3 米远的地方，然后又回到 1 米远的地方，接着是 5 米远的地方，突然到了 30 米远的地方。现在看起来有些不同，它到了 15 米远的地方，现在它到了 50 米远的地方，现在它到了 70 米远的地方，现在它到了 30 米远的地方，现在它到了 80 米远的地方，现在它到了 50 米远的地方，现在它到了 100 米远的地方。不管你选的这个保险箱有多大，现在它看起来肯定很小了，因为它离你有 100 米的距离。你平静、从容地坐在那里，看着这个保险箱，现在它离你有 100 米远，然后它到了离你 50 米远、30 米远、70 米远、20 米远、10 米远、30 米远、15 米远、5 米远、10 米远、3 米远和 1 米远的地方。

现在你可以打开保险箱，用钥匙或者密码打开箱子，快速地看一眼。再次合上箱子之前，你再快速地往箱子里看一眼，然后合上箱子，静静地看着它待在 1 米远的地方、3 米远的地方、5 米远的地方、15 米远的地方、10 米远的地方、50 米远的地方、30 米远的地方、100 米远的地方和 250 米远的地方。也许你已经看不到它了，你只知道它在那里。现在它离你有 100 米远、500 米远、200米远、1000 米远、500 米远、10000 米远，它在那里的某个地方。而你就在这里，没有愿望，没有兴趣，没有需要，你只是在这里。当你准备好了以后，请你慢慢睁开眼睛，回到当下的房间。

安全岛技术

安全感意味着掌控感。安全岛技术是一种尝试让人逐渐拥有掌控感的方法，它在创伤治疗中很有效。可以按照下面的指导语来练习：

首先，你需要找到一个安静的环境，让自己可以安静地完成这个练习。你可以坐着，也可以躺着，尽量让自己感到舒适。你可以闭上眼睛，也可以睁开眼睛。假如你睁开眼睛，请将目光集中在你面前的一个固定物体上。

现在，请你在内心找一个安全的地方，在这里，你感到非常的安全和舒适。它可能存在于你的想象世界里，也可能在你的现实生活中。你可以给这个地方设置一个界限，这里只属于你一个人，没有你的允许，谁也不能进来。如果你觉得孤单，可以带上一些友善的、可爱的东西来陪伴你，帮助你，但是，真实的人不能被带进来。你或许可以看见某个画面，或许感受到了什么。无论是什么，让它出现。如果你在寻找安全岛的过程中，出现了不舒服的画面或者感受，别太在意这些，告诉自己，现在你只想发现好的、愉快的画面，下次再处理不舒服的感受。现在，你只是想找一个美好的，使你感到舒服的，有利于你恢复心情的地方……

可以肯定的是，一定有这样一个地方，你只要花一点时间耐心地寻找……有一点很重要，那就是你应该完全放松，感到非常安全和惬意。你看到了什么？舒服吗？你可以用任何办法将你看到的调整到你觉得舒服为止。你听见了什么？舒服吗？你可以用任何办法将你听到的调整到你觉得舒服为止。你感受到了什么？舒服吗？你可以用任何办法将你感受到的调整到你觉得舒服为止。你闻到了什么？舒服吗？你可以用任何办法将周围的气味调整到你觉得舒服为止。

找到安全岛后，请你仔细体会，你有哪些感受？你看见了什么？你听见了什么？你感受到什么？你闻到了什么？你的肌肉有什么感受？你的呼吸怎么样？你的腹部感觉怎么样？请你尽量仔细地体会现在的感受，这样你就知道，到安全岛的感受是什么样的。你可以用一个词或一个短语代表你的安全岛，体会当你想到这个词或短语时的正面感觉。如果你在你的安全岛上感到非常安全，请你设计一个特殊的姿势或动作，通过这个姿势或动作，你就可以随时回到安全岛上。以后，只要你摆出这个姿势或者作出这个动作，它就能帮你在想象中迅速回到你的安全岛上，让你感到舒适。你可以握拳，也可以把手摊开。这个姿势或动作可以设计成别人一看就明白的样子，也可以设计成只有你自己才明白的样子。请你带着这个姿势或动作，全身心体会一下，在这个安全岛上的感受有多好。当你觉得已经在这个安全岛上待了足够长的时间，请撤掉你的这个姿势或动作，回到当下，回到这个房间里。

新冠肺炎患者及家属经历的心理危机及适用的咨询技术

新冠肺炎患者及家属经历的心理危机

新冠肺炎患者及家属是直接受到疫情影响的人群之一，属于灾害事件的第一级人群。

此次疫情也是一次心理危机事件。心理危机是一种正常的生活经历，并非疾病或病理过程，每个人在人生的不同阶段都会经历心理危机。处理危机的方法不同，结果也会不同。

第一种是顺利渡过危机，学会了处理心理危机的方法和策略，提高了心理健康水平。

第二种是留下心理创伤，影响今后的社会适应。

第三种是出现自伤行为，承受不住强烈的刺激，出现一过性自伤行为。

第四种是未能渡过危机，出现严重的心理障碍。

对大多数人来说，危机反应不会给生活带来永久性的或者极端的影响。随着时间的流逝，加上亲友的体谅和支持，大多数人能逐步恢复对现状和生活的信心。

如果心理危机刺激过强，持续时间过长，就会出现严重的心理障碍，在非常时期出现非理性行为。对个人而言，轻则危害身体健康，增加患病的可能，重则出现攻击性行为和精神损害，这不仅增加了有效防御和控制灾难的困难程度，也在无形之中给自己和他人制造了新的恐慌；对社会而言，这会引发更大范围的秩序紊乱，冲击和妨碍正常的社会生活。

可以采用的咨询技术

第一，稳定化技术。

稳定化技术通过引导新冠肺炎患者及家属进行想象练习，帮助他们在内心世界构建一个安全的地方，适当远离令人痛苦的情景，寻找内心的积极资源，激发内在的生命力以及面对和解决当前困难的勇气，重建对未来生活的希望和信心。该技术主要用于危机干预的初始阶段，旨在帮助遭受危机的人将情绪和认知水平恢复到常态，以便接受下一步治疗。

稳定化技术包括三项内容：（1）将负面情绪和画面隔开，如屏幕技术、保险箱技术等；（2）创造好的客体，建立积极的内部形象，如内在帮助者、安全岛等；（3）自我抚慰，如放松练习、抚育内在儿童等。

第二，眼动脱敏与再加工疗法。

眼动脱敏与再加工疗法也被称为"眼动心身重建法"或"二指疗法"。它被认为是一种非常有效的治疗创伤后应激障碍的方法，也是使用最广的方法。

使用眼动脱敏与再加工疗法，在短短数次晤谈之后，便可在不使用药物的情形下，有效减轻心理创伤程度，重建希望和信心。运用这一疗法可以减轻的心理创伤症状包括：长期累积的创伤痛苦记忆，因创伤引起的高度焦虑和负面情绪，以及因创伤引起的生理不适反应，等等。该疗法可以产生正面的效果，包括形成健康、积极的想法和健康的行为等。在一个完整疗程中，通常要求来访者回想自己遭遇的创伤画面、影像、痛苦记忆和不适的身心反应（包括负面情绪），然后根据治疗师的指示，随着治疗师的手指，平行地来回移动眼球及目光约 15—20 秒。完成之后，请来访者说出当下脑中的影像及身心感觉。再重复同样的程序，直到对痛苦的回忆及不适的生理反应（例如心跳过快、肌肉紧绷、呼吸急促）的敏感性递减。若要建立正面、健康的认知结构，则需要在程序中由治疗师引导，将正面的想法和愉快的心像画面植入来访者心中。

眼动脱敏与再加工疗法的基本理论假设为：虽然人会遭遇不幸的事，但人有一种内在的本能去冲淡和平衡不幸的事带来的冲击，并从中学习，使自己成长。虽然该疗法的作用机制尚在研究中，还不完全清楚，但基本上可以确定，这一疗法能增进左右脑之间的交流与沟通。研究表明，创伤记忆和负面信息常被储存在大脑右半球的身体知觉区，使大脑的神经传导受阻，造成想法上的执着和知觉、情绪上的不适。在这种情形下，让双眼的眼球有规律地移动，可以加速脑内神经传导，提高认知处理的速度，使阻滞的创伤记忆动摇，让正常的神经活动畅通。

被隔离者的心态与应对建议

2020 年的开篇，没有往日的热闹，少了友人相聚，少了灯红酒绿。一场突如其来的疫情把人们困在房间里，无处可逃。有人一直待在居住地，小区被封闭了；有人从外地回家，居家隔离，被当作重点对象，每日自测体温，向社区报告身体状况；有人从家来到工作地，从一个隔离点到另一个隔离点，继续居家隔离14天。疫情下，每个人都曾经或正在被隔离着。

我们都知道，不出门就是普通人在这场疫情中能作的最大贡献，我们不出去传播病毒，也不出去沾染病毒。举国上下都在践行着"闷死病毒"这句口号，共克时艰。但日子总归变得有些不一样了，我们密切关注着疫情的发展动态，每天早上听到的都是这类新闻：昨日新增了多少确诊病例、疑似病例，离自己最近的确诊病例在哪里，活动轨迹是什么，有多少密切接触者以及这些密切接触者的活动轨迹……打开朋友圈，满屏都是有关新冠肺炎疫情的消息，谣言亦随之而起。面对未知，焦虑和紧张接连袭来。没有一个人能够百分百确认自己没有被感染，在被隔离时，我们都期待着一种可能，同时也在回避着另一种可能。

疫情下，在一间屋子里生活的人就是同生共死的人。新冠肺炎的聚集式暴发屡见不鲜，被疫情困在一间屋子里的人，有的是家人，有的是合租室友，也有的是陌生人。我不再只为我自己负责，你也不再只为你自己负责，我们达成的共识就是一起不出门。信任在发酵，分歧也在发酵，人与人之间的距离被拉得很近，又被拉得很远。

疫情下，每一个人都可能携带病毒。虽然正被隔离，但是每天依旧要面对柴米油盐酱醋茶，每个人都不可能与外界彻底断绝联系。我们冒着风险，但只能心存侥幸，告诉自己这样的倒霉事不会发生在自己身上。

疫情下，每一次咳嗽、喷嚏都预示着一次恐慌。正值春季，流感高发季节，人难免会生病，但感冒发烧的症状与新冠肺炎的症状非常相像，这意味着必须去医院接受医学观察和检测。如果真的去了医院，被交叉感染的可能性也大大提高，怎能不使人恐慌？

心理学家兰格（Allen Langer）等人曾做过有关控制感的实验，实验对象是养老院中的老人。实验结果表明，对自己的生活有控制感的老人会感到更加快乐，会更主动地参与公共生活。这意味着我们感受到的焦虑和恐慌部分源于人们感觉对自己的生活失去了控制，这种主观上的无助体验会渐渐侵蚀人们的自主性。因此，通过合理安排自己的日常任务来增加控制感，能够帮助我们提高生活质量，积极应对危机。

请学习那些以前说过有时间一定要学的技能，做那些以前说过要做却没有做的事情，让生活逐渐充实起来。你会发现，即使不出门，似乎也已经忘记疫情还未彻底结束。请珍惜这段能够慢下来的时光！

心理援助者所受的心理影响及注意事项

疫情对心理援助者主要产生四方面的影响：疫情期间需要减少见面，所以必须调整日常心理咨询工作的方式；需要进行心理科普，安抚普通大众的负面情绪；需要帮助一线医护人员、新冠肺炎患者及家属等直面疫情；疫情对心理援助者自身来说也是一种挑战，它唤起了心理援助者想用自己所学帮助他人的"奉献"心理，然而不当的言行可能会对他人造成"二次伤害"，需要警惕"会伤人的爱"。

首先，在日常的心理咨询工作中，疫情前定期进行的心理咨询因为疫情的限制而无法如期进行，心理咨询师需与来访者商议后续的心理咨询方式和途径，根据来访者的意愿，将线下心理咨询延期或改为线上心理咨询、电话心理咨询。如果来访者正在接受危机追踪观察，则不建议中断心理咨询。另外，疫情也是对来访者生活的一种挑战，心理咨询师有必要给予一定的关注并展开讨论。

其次，疫情对普通大众的生活产生了诸多影响：被限制在家难以外出工作和学习；每天的新增病例让人恐慌，而铺天盖地的新闻和求助信息更让人情绪烦躁。面对大众普遍的应激反应，心理援助者有必要开展相应的科普工作，告知大众如何以积极的心态应对疫情下的情绪问题。在本次疫情期间，各地精神卫生中心、心理咨询机构、高校心理咨询中心等陆续开展线上讲座，公布面向大众的心理援助热线，通过微信公众号发布科普文章等。一方面，这些心理科普工作在一定程度上帮助大众从应激情绪中解脱出来；另一方面，心理科普工作还有提升的空间。心理科普文章主要通过各个微信公众号推送，而关注某个微信公众号并获取信息的人毕竟是少数。对于众多互联网使用者，这些心理科普文章可以通过覆盖面更广的平台进行传播，如抖音、微博等。此外，还可以利用传统的宣传方式，如在社区街道张贴心理科普的海报等。

再次，针对一线医护人员、患者和家属，心理援助者的主要工作是开展短程咨询，如接听单次短时间热线电话。一线医护人员在高负荷的工作状态下面临巨大的心理压力，需要一个倾诉的窗口；疫情重灾区的患者、被隔离者及其家属面临严峻的疫情和物资短缺的生活状态，有许多恐慌需要疏导。然而，许多现实问题不是心理援助者能解决的，心理援助者唯一能做的就是倾听、陪伴、信息支持和短程干预，提供心理支持和一些必要的疫情信息，辅以一些放松训练，如呼吸训练、移空技术等，帮助一线医护人员、患者及家属稳定自己的情绪。在应激状态下，大脑的认知功能减弱，更多的是情绪脑在起主导作用，因此"道理都懂，却无法处理和指导自己的行为"的现象普遍存在。在行为方面帮助一线医护人员、患者及家属，自下而上地开展工作在此时可能有更好的效果。只有情绪稳定后，理性脑的认知功能才能更好地发挥作用。

最后，在实施心理援助之前，要先确认心理援助者自身是否具备稳定的心理素质。在重大疫情面前，许多人都怀抱善意，想用自己所学为他人做些什么，但要警惕自身助人的急切情绪。心理援助者要审视自身，问问自己：面对与疫情相关的种种心理问题，自己的情绪与态度是什么？是否具备相应的危机干预知识与技能？能否在大量创伤信息与消极情绪袭来时稳定自身，并作出专业的反应？如果觉察到自己不具备相应的资质，那么应避免开展心理咨询，可以优先选择做一些大众科普类工作。《身体从未忘记》一书中，有一段话令人印象深刻：

> 也许你需要学习控制你的偷窥欲。如果你非常想听别人的创伤故事，你可以去酒吧，放几美金在桌上，对你的隔壁桌说："如果你告诉我你的创伤故事，我就请你喝一杯。"但你需要知道这其中的区别。你想倾听别人故事的欲望和你想了解病人内心愈合的过

程，这两者是有区别的。

心理工作者在进行心理援助工作时，要清楚地认识自己的局限，多陪伴，多倾听。

对疫情中心理援助的反思

自新冠肺炎疫情在中国大规模暴发以来，精神卫生中心、高校心理咨询中心和心理咨询机构积极参与抗疫，开设了心理援助热线、线上心理援助平台，撰写大众心理自助指南，并通过网络直播的形式向大众普及心理健康知识，为受疫情影响的大众提供心理援助服务。心理援助工作在抗击疫情中起到了重要的作用，同时，我们也对这项工作的现状有了以下反思。

加大力度培养和储备提供紧急心理援助的心理咨询师

此次新冠肺炎疫情影响范围广，波及人群数量大，因此需要大量专业的擅长紧急心理援助的咨询师。由于我国心理咨询发展尚未成熟，擅长处理心理危机的心理咨询师储备不足，很多人需要临时接受危机干预培训，再去开展心理援助，而此时正遭遇危机的群体可能已错过危机干预的最佳时机，之后要花更多时间来修复心理创伤。所以，有必要加大对提供紧急心理援助的心理咨询师的培养和储备，以便及时、迅速地为遭遇危机的个体提供援助。

建立系统和持续的灾后心理援助培训体系

中国的重大灾害心理援助培训体系尚不完善。2008年汶川地震发生后，中国科学院心理研究所的心理救援队在四川省开展心理救援工作时发现，当地几乎没有灾后心理救援培训体系和专业人员。多年过去，我们依然没有认识到系统的和持续的灾后心理援助培训体系的重要性。在此次疫情中，针对疫情的心理援助培训体系不够系统，在疫情出现后，未能基于以前的经验有效及时地组织专业心理援助人员在最需要的时候为有需要的人群提供心理援助。心理援助培训不能等到灾难出现后再开始着手准备，而应该常规化、系统化和持续化，随时作好应对的准备。

建立全面覆盖与重点关注相结合的心理援助网络

由于新冠病毒的传染性极强，大部分心理援助工作都在线上开展。虽然这是疫情下比较合适的选择，但是我们也要关注被独自隔离在家，没有自我照顾能力，也没有条件接触电子设备和网络的群体，特别是因家人无法及时返家而被迫独自隔离的弱势群体，如儿童、残疾人和年长者等。此外，在一线日夜拼搏的医护人员、基层社区工作人员、志愿者、医疗物资运输人员和提供心理援助服务的专业人员，也应该在需要的时候获得心理援助。心理援助服务不应只为可以接触到这个服务的人群提供，更应该提供给有需要的人群。

保证心理援助持续发挥作用

在本次疫情中，由于新冠病毒的传播特点，很多感染者把病毒传染给家人或其他亲近的人，有不少家庭全家感染，甚至短时间内相继不治身亡。对于遭遇家庭成员感染身亡的幸存家庭成员，应该建立长效的心理援助计划，保障心理援助持续发挥作用。在此次疫情中，很多人目睹至亲和至爱因为感染病毒绝望地等待死亡的到来，而自己什么都做不了，他们可能在很长时间内都会背负创伤，自责地生活，应该及时对他们进行干预。即便在疫情结束后，也应该持续为他们提供心理援助，帮助他们走向正常生活。

加大疫情期间心理健康知识的普及

在新冠肺炎疫情暴发期间，被感染者、感染者家属都承受了巨大的精神压力，需要接受心理援助；一线医护人员、社区工作者和志愿者都可能遇到各种情绪问题，承受精神压力，例如一线医护人员肩负救死扶伤的重任，即使已在崩溃的边缘徘徊，也依然坚守岗位，不给自己一点喘息的时间，但这是很危险的。普通大众也不例外，很多人认为自己在家隔离，比较安全，反而忽视了自己承受的压力以及因此出现的心理问题。在缺乏专业指导的情况下，普通大众会认为自己出现情绪问题是"不好"的事，缺乏对心理健康的正确认识，不主动寻求帮助。因此，在疫情期间和疫情结束后，都应该加大心理健康知识的宣传力度，让每个人都知道，自己可能面临什么样的问题，出现什么样的状态，以及在危急时刻，出现应激反应是一种相对正常的状态。

积极发挥社区心理援助的作用

在此次疫情中，基层社区组织发挥了巨大作用。新闻媒体报道过很多社区互助的感人事迹。在社区互助的过程中，可以适当发挥社区心理援助的作用。处于焦虑、恐惧中的社区居民，在亲人和家属不在身边的时候，特别需要社区的心理支持。社区可以引导居民，通过微信群和业主委员会建立互助群，互相提供心理支持；重点关注情绪和行为异常的居民，必要时转介心理援助中心，寻求专业帮助。

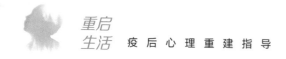

加强危机心理援助的国际交流与合作

在此次疫情中，世界各国在医疗物资上给予中国支持和援助，但遗憾的是，现在尚缺乏心理危机干预技术方面的支持和援助。发达国家如美国、英国等，拥有更完善的心理危机干预技术，我国心理学界与国际心理学界在心理危机干预，特别是建立长效的心理危机干预制度方面缺少交流，我们缺少学习先进的心理援助技术和经验的机会。在危机心理援助方面，心理工作者应该尝试加强与国外学者和机构的交流与合作。

本章作者

紧急心理援助的基本原则	李歆怡	王继堃
疫情下的常见心理反应及个体自助攻略	邓伟光	王继堃
一线医护人员的自我心理调节技术与建议		王继堃
新冠肺炎患者及家属经历的心理危机及适用的咨询技术		王继堃
被隔离者的心态与应对建议	徐广平	王继堃
心理援助者所受的心理影响及注意事项	毕子清	王继堃
对疫情中心理援助的反思	冯春华	王继堃

第四章 疫后常用心理干预方法

在疫情蔓延之时，人类与死亡之间的面纱被疾病层层掀开，人们深感生命无常。疫后的心理干预方法多种多样，每种方法适用于不同的人群和症状。我们使用不同的方法就是手持不同的工具，保护自己与他人对人生和世界的掌控感，重建人生的意义。

存在主义疗法：寻找意义

在疫情蔓延之时，人类与死亡之间的面纱被疾病层层掀开。当"不知道明天会发生什么"的念头闪现的时候，该如何过现在的人生，生活的意义何在等问题也随之而来。居家隔离，缺少规律的生活很容易使人陷入消极状态，不可避免地会把一些人引入困境和绝望。在全面控制的统一行动和自我负责的生活自由之间，我们该如何寻找平衡点？这涉及终极关怀的问题，不妨用存在主义疗法来加深理解。

存在主义疗法认为，内心冲突是个体面对存在的既定事实时引发的冲突。也就是说，这些涉及终极关怀的问题，这些日常生活的真相原本就在那儿，只是由于我们沉溺于熟悉的、结构化的生活，未能掀开幕布，看到真相。

当我们毫无疑虑，麻木地生活时，焦虑可能会暂时隐退，但随波逐流与疏离、自我封闭、自杀等殊途同归，都是在逃避真实的生活。一旦我们面对生活的真相，清楚自己的选择和可能性时，焦虑就会再次活跃起来。所以，反过来看，焦虑既是我们自我觉察水平的刻度计，也是我们激发生存潜能的工具。

我们总是被一个又一个难题困扰着，生活似乎从不按照自己的意愿向前，使我们觉得自己无力改变环境。此时，无论是安抚还是对质，都难以获得持久、稳定的平静，最有益的或许就是面对现实。

当我们意识到死亡的必然性时，这份恐惧与焦虑难免与活下去的愿望产生冲突。"活在当下"意味着我们要意识到自己将不可避免地经历从生到死的一系列过程；不仅这一过程不可避免，其中的改变也无法回避。我们要坦然接纳并积极掌控自己逐渐衰老和变化的过程，将过去视为一种礼物，从而为未来创造新的愿景。

人类作为寻找意义的生物，却生存在本身毫无意义的宇宙中。对个体来说，只有找到值得为之付出努力、为之奋斗终生的事，只有感到自己的生活与信仰和谐一致，人生才有意义。有目的的行动会让我们产生活力和满足感，无意义的行动则会令人厌倦和感到无聊。享受生活并不意味着放纵或自娱自乐，而是要充分享受生命历程中的所有人生体验。

人们总是追求生活上的安全、稳定和可靠，但生活往往难以满足我们的预期。事实上，到现在还没发展出一种仪器，可以让两个人完全感受到对方的所思所想。我们从出生那一刻起，就注定要面对这份孤独和与之对应的自由。当我们想对自己的人生负责时，我们必须学会接受焦虑与不确定感等感受。争取安全感的过程往往难以实现，我们需要接纳和面对生活的挑战。

生活具有一定的局限性，也有一定的自由。我们只有在特定环境下才是自由的，环境为我们提供了一个框架，我们只能在框架中作出选择，发挥创造性。其间，我们遵循各种法则，包括自然法则、反映文化和人性的社会法则以及自我的内部法则，如信仰、价值观、伦理规范等。把握了这些法则导致的生活局限性，有助于活得更好。我们根据自己的内部法则来决定哪些事是重要的，哪些事是可以放弃的。

在令人困惑的生活面前，人们常常会有一些相通的情绪体验，这些相通的情绪体验对个体的特定意义更值得探寻，情绪之间的内在关系也尤为重要。情绪是显示人们在意什么的重要指标。生气可能意指人们所在意的受到了威胁，人们感到有权去做最后一搏；恐惧可能意指当面对威胁时，人们不相信自己能拯救所在意的；悲伤来源于丧失感，表示我们眼睁睁看着自己正在失去所珍视的；欲望表示我们渴求得到新的有价值的东西，但并不知道得到的可能性有多大；希望表示我们渴望获得有价值的东西，但离真正拥有还有一段距离；快乐是与得到所在意的相伴随的情绪……当我们没有任何情绪时，我们对任何事情就没有了欲望，以至于冷漠无情。每种情绪都有积极的形式和消极的形式，不同情绪可以循环往复。

一个人既然有面对死亡的勇气，就应该有活下去的勇气；如果对生活不抱任何幻想，也就不会对生活感到失望，还有什么会阻止他继续向前呢？身处逆境，我们可能深陷不幸，自怨自艾，也可能知耻而后勇，在逆境中奋进。

因此，咨询师需要正视来访者心灵深处消极的一面，同时把握住来

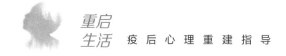

访者最大的困惑或难以解决的问题，从中挖掘积极的信息，使来访者获得开启新生活的勇气。

要关注个体对生命和生活的看法，看到被忽略的潜在因素。在这点上，咨询师和来访者可以一起寻找答案。通过找到来访者难以解决的问题，进而确定来访者的价值观，准确识别、确认并详细描述来访者解决问题的能力。个体解决问题的能力往往决定了他会过上什么样的生活，因此，咨询师需要帮助来访者找到自己未被发现的天赋和才能，并加以利用，鼓励来访者探寻被伤害和打击的原因。要注意，重点不是来访者当前遇到的困难，而是来访者现在所过的生活。通过心理咨询，咨询师和来访者一起找到问题的真相，调查和质疑背后的价值判断。也就是说，当我们开始寻求更可靠的人生方向时，我们需要重新检视、复查、质疑或调整某些既定的观念，明确价值观，并把价值观与那些隐藏在日常行为背后的价值观进行比较和对照。

从某种意义上说，存在主义疗法就是不断探寻生命价值和意义的过程。在这个过程中，个体不但能了解自己看重什么，而且能不断地获得自我成长。因此，鼓励来访者认清什么是自己真正想要的是一件非常重要的事情。只有这样，才能认识自己，接纳自己，最终决定自己的选择。

叙事疗法：重新叙述

相信在新冠肺炎疫情期间，我们都曾遇到某个麻烦的问题，被某种情绪困扰，可能是对疫情继续蔓延的恐惧、焦虑，对传染途径和各种未知情况的焦虑，对"食野味之人"的愤怒，也可能是某件事情带来的悲观、失望、烦躁、愧疚等糟糕的情绪。当不良情绪侵袭我们的时候，我们自己能做些什么呢？后现代主义的叙事疗法提供了一种解决途径和方法。

叙述自己的故事——重新编排和诠释

有人称叙事疗法是一种不可思议的心理疗法，因为叙事疗法与以往的心理治疗方法最大的不同是，叙事疗法相信，来访者才是自己的专家，咨询师只是陪伴者。叙事疗法认为，来访者应该对自己充满自信，相信自己有能力解决自己的问题，并且更清楚解决困难的方法。不同于故事疗法，叙事疗法是来访者讲述自己的故事，对自己的故事进行改写和重建，进而找到存在于自身的疗愈力量，达到治愈的目的。

叙事疗法的创始人怀特（Michael White）认为，人生来就有"叙述"的天性，我们每个人都处在生活中，每个人都有自己的故事。在叙述故事的过程中，我们会自动维持故事的主要信息，符合故事的主题。然而，我们往往会遗漏或忽视一些片段。在叙事治疗中，治疗师会帮助来访者发展出"双重故事"——引导来访者说出自己不曾觉察的部分，进而帮助来访者自行找到问题的解决之道。在没有治疗师的时候，来访者可以通过记叙的方式将自己的故事书写出来，在重新写出自己故事的过程中，通过呈现并发现以前被忽略的生活细节，发现新的角度，产生新的态度，进而产生新的改变的力量。

问题外化——将问题与人分离开

叙事疗法认为，困扰我们的问题（事件、情绪）才是问题，人本身不是问题。生活中，人们总是将从外界获得的信息和规则建构到自己的认知结构中，当个体内化了不合理的信息和规则时，问题就会浮现。当个体根据内化了的不合理的信息和规则去理解周围的事物和人时，往往会消极地诠释积极的事件，这会对个体的自我成长产生负面影响。问题与问题的影响力是一种互相依赖的关系，问题的影响力可以视为问题的生存条件。所以，叙事疗法要做的就是将人与问题分开。

对于此次疫情，疫情是问题，不好的情绪是问题，要把人同这些问题分开。如果问题被看成是和人一体的，我们就会发现改变是非常困难的。当把人和问题分开来看时，问题就变成了一个外在的"东西"，而人的内在的本质就会被重新看见与认可，进而使人有能力去解决自己的问题。

当我们叙述故事时，可以将这些困扰自己的情绪或想法想象成任何一个生物或形象，尝试问自己：它是什么？它是怎么来到我们身边的？它什么时候来的？它对我们产生了什么影响？如果它会说话，它会说些什么？我们有什么话要对它说？它会如何回应我们？当把问题与人分离开时，我们要很认真地思考：这个想法是从哪里来的？持有的观念或者内化进认知系统的信息就是真理吗？我们需要对内心的想法进行审慎的思考，不要轻易相信某个像紧箍咒一样的想法，这样才能站在问题的对面，有效地应对问题。

寻找"闪光点"——形成积极有力的自我观念

一般来说，人的经验有积极和消极之分。积极的经验大多是成功的经验，会形成正面、积极的自我认同（闪光点）；消极的经验大多是挫折的经验，会导致负面、消极的自我认同。一个人如果积累了比较多的积极的自我认同，就会较为自信，会主动分析和解决自己的问题。相反，如果一个人消极的自我认同远多于积极的自我认同，就会丧失支撑自己向上的力量，变得消极甚至沉沦。

每个人都有需要努力应对的事，有人成长于单亲家庭，有人遭受家庭暴力，有人接连遭遇丧亲之痛，有人从小自卑，有人在疫情第一线守护重病患者，有人在疫情暴发后仍然坚守岗位……成长和生活都不是容易的事，但我们能够走到今天，说明一定有一些资源在支撑着我们。这些资源本就蕴藏在我们自己的生活中，只要调用这些资源，我们就可能发现不一样的生命故事，之前的问题就会化解，我们每个人都能成为面对自己问题的专家。

在你的故事、你的生活中找到支撑自己的那些资源，找到"闪光点"，多给自己一些时间去探索，让越来越多的光照亮你自己！

故事疗法：疗愈的力量

孩童时期，每个人都有过这样的经历：一间卧室，一盏台灯，光线昏暗得恰到好处，空气中弥漫着书本的墨香，爸爸或妈妈坐在床前，温柔而缓慢地诵读着那些家喻户晓的童话故事，一日又一日，伴随我们成长。那些故事中的人物，既有令人敬畏的超级英雄，也有平淡无奇的芸芸众生，我们叙说他们的传奇，感慨生活的无奈，将自己的生活与他们的经历作比较。每个人心中都有一个理想的自己，这个虚幻的人设随着不同经历在不断地改变。人们在故事中寻求一种共鸣或者一种解脱、救赎，甚至寻求逃避，毕竟现实中有那么多的不如意：家人的不理解，不近人情的上司，无法参透的未来……故事究竟给人们带来了什么？

我们为什么更愿意通过故事而不是枯燥的大道理来了解世界？

故事的工作原理

从人类文明诞生到现代化社会，人的大脑逐渐进化出两个信息处理系统——系统一与系统二，或者叫作快速进程与慢速进程。系统一也被称作自动化系统，不管在人清醒时或者糊涂时，它都处于激活的状态，一直在工作，其主要特征就是联想力，目的是让人对外界的环境有充分的认识并作出相应的决策。系统二只关注系统一无法加工，需要动用资源和精力来处理的复杂信息，如 199×299 等于多少。简单来讲，系统一不占用或只占用少量的资源，系统二则极度消耗脑力。随着不断的练习，复杂而困难的问题可以通过系统二归入自动化处理的系统一。这一切的最终目的是让人判断环境，并且根据这些判断作出行动上的改变。

人眼识别的绿色阴影要比其他所有颜色的阴影都多，这是因为在远古时期，人类生活在丛林中，随时都有被捕猎者杀死的危险。根据达尔文的进化论——物竞天择，适者生存，那些更优秀的幸存者有机会将他们的基因传递给下一代。就这样一代又一代，人眼在慢慢进化，"在阳光明媚的清晨，那绿茵中隐藏的重重危机最后变成了猎物"。如果这时你因为这一毫无头绪的叙述而困惑，那么你的大脑已经由系统一转换到系统二。大脑经过高强度的工作负荷后，会根据已有的信息对其进行加工，用我们能够解读的方式说服自己，给自己讲述一个符合实际的故事。

故事的疗愈

对同样的故事，每个人给出的解读各有不同。仔细分析后不难发现，这当中既有一致的部分，也有分歧的部分，而这些差异没有对错，没有好坏，因为故事本身就是包容的、接纳的。因为出生时间不同，经历不同，人们在成长过程中会遇到不同的人和事，而这些人和事对人格的形成都会有一定的影响。我们的双眼只能看到我们愿意看到的，这难免让人觉得目光短浅、狭隘、顽固、偏执，但也正是因为每个人看到的都不同，我们才能在分享彼此感悟的过程中不断地成长、反思和升华。

"想象力"和"联想力"这两个词究竟有多少差别？或许它们本质上并没有不同，但人们更多地将"想象力"当作一种积极能力，将联想力视为一种简单的现象。心理学中有个概念叫作"启动效应"，简单来说就是，如果在一个人的大脑中植入一个概念，这个人在一段时间内就会被这个概念影响。比如在"9·11"事件中，每个美国公民都感到恐惧，那些亲眼目睹了双子塔被炸毁的人，每当看到"9·11"这个日期，就会联想到这一天发生的事。美国机能派心理学家詹姆斯（William James）最先提出意识流的概念，他认为人的意识是个人的、延续的、变化的以及流动的。在意识中，没有时间和空间的界限，任何一个外界刺激都可以将人的思绪带到过去或者未来的任何一个时刻。在故事中，任何描写和叙述都可能引发人的联想，或是快乐、幸福、欢笑，或是泪水、伤痛、绝望。窗外渗入的忍冬芳香可能会勾起你儿时与伙伴在公园玩耍的记忆，也可能勾勒出你未来生活的一个场景。

故事带来的启示、顿悟是极具冲击力和感染力的。当哲学家用晦涩的语言阐述一个个大道理时，文学家通过对环境的描写、对人物表情和行为的刻画，再加上对时间线的处理，就解读了一个个乏味难懂的哲

141

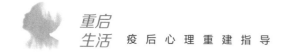

学理论。下面用一个小故事来说明故事给人带来的思考。

　　有一个犹太富商，他善良，富有爱心。有一天，他从报上了解到世界上还有很多孩子因饥饿而死去。第二天，他就捐献了自己所有的财富。这时，他的良心得到了满足，他安心地睡去。一个冬季过去了，一个清晨，在吃早饭的餐桌上，他又在报纸上发现，世界上还有很多孩子因为战争而残疾。于是，他找到医生，要捐献一个肾脏，医生没有拒绝他。接着，报纸上不断出现孩子因救治无效而死亡的消息，这位犹太富商很痛苦。他拿起外套，匆匆赶到医院，找到医生说："这次我要捐献一切。"医生问："什么叫一切？"他回答："就是捐出我的生命，我的全部器官。"这一次，医生拒绝了他。

　　回到家中，这位犹太富商很不解，他不明白为什么上帝会允许这些惨无人道的事发生在人间。他向上帝祷告，祈求上帝的旨意。但是，除了浴缸里的流水声，还有厨房里水沸腾的声音，其他什么声音也没有。

　　最后，浴缸的边上放了一把刀片，墙的正中央是用鲜血写的两个字：My Organs（我的器官）。

对于这个故事，一般有两种解读：一种解读是消极的、黑暗的——只有傻子才会想着去改变这个世界；另一种解读则是积极的、美好的——每个人都在努力尝试以自己力所能及的方式让这个世界变得更好，他们不在乎放弃财富、亲人，甚至自己的生命。故事带来的不是好与坏的判断，而是无尽的思考。

故事也可以给人带来温暖。《种出幸福来》是一本很有趣的绘本，讲的是一个小女孩想要种出幸福，要在自己家的院子里找一块地来种花。一开始她找了一个地方，那个地方有很多小鼹鼠。因为小鼹鼠可能会把花的种子吃掉，所以这个地方不合适。然后，她又找到一个地方，但是小女孩的哥哥和他的朋友常在这里打打闹闹，可能会把花压坏，所以那个地方也不适合。后来，她在家附近找到一块安全、松软的土地，种下了花的种子。之后的天气当然不会总是阳光明媚，有时阴云密布，有时暴风骤雨。这个时候，责怪天气是无济于事的，但是我们可以尽量减少天气对花儿的影响。每当下雨的时候，小女孩就为花儿搭起架子，披上雨衣，这样，花儿就不会被暴风雨伤害。有时，小鹿会来偷吃地里的西兰花，但没关系，不好的事情难免会发生，我们可以想办法来应对它。每当小鹿来时，小女孩就细心地看护这些花儿。小女孩的家人和朋友也在帮她不断地种出幸福。小女孩的妈妈在她不开心的时候，给她做好吃的三明治。小女孩玩吊环、荡秋千下不来的时候，朋友会帮她下来。小女孩遇到数学难题时，哥哥会帮她解题。在这样一种互帮互助的氛围中，小女孩种出了自己的幸福。

我们每个人都可以种出自己的幸福。

眼动脱敏与再加工疗法

眼动脱敏与再加工疗法（eye movement desensitization and reprocessing，简称 EMDR）是夏皮罗博士（Francine Shapiro）于

1987—1991 年发展出来的一种心理治疗方法。夏皮罗认为，适应性信息加工模型（adaptive information processing model，简称 AIPM）是眼动脱敏与再加工疗法的核心所在。适应性信息加工模型认为，除了器质性的损害或缺陷外，引发心理障碍的是个体早期生活经历中没有得到正常加工和整合的创伤事件。正常情况下，人的适应性信息加工系统会对生活中的大部分事件进行加工和整合。但是当某一事件超出个体的承受范围时，信息处理过程就会阻滞，与该事件相关的情绪和躯体感觉被冻结在记忆中，形成非适应性记忆。这些以特定状态储存的创伤事件会被各种刺激诱发，以闪回、噩梦和侵入性想法的形式出现。

作为一个整合性的、以患者为中心的心理治疗方法，眼动脱敏与再加工疗法主要通过双侧感官刺激（视觉、听觉和触觉）使患者的创伤记忆和体验得到再加工，并得以整合，从而转换为正常记忆。目前，眼动脱敏与再加工疗法主要用于治疗创伤后应激障碍患者。它安全、易操作，可缓解患者的闪回和高警觉等创伤性体验，迅速降低患者的焦虑及抑郁水平，帮助患者重建认知结构，找回自信。

眼动脱敏与再加工疗法的常用术语

负性认知（negative cognitions）：也可以称为消极认知，但相对来说，负性认知更强调来访者对自我的认知或判断，比如"我是不可爱的""我是不优秀的"等属于负性认知，而"我讨厌运动""老板不喜欢我"等不属于负性认知。因此，在眼动脱敏与再加工疗法中，治疗师必须帮助来访者分析、探讨所谈内容，以获得或确定其负性认知。

正性认知（positive cognitions）：与负性认知相对的积极信念，

比如，与"我不值得被爱"的负性认知相对的正性认知是"我值得被爱"，与"我应该去死"的负性认知相对的正性认知是"我应该活下去"。眼动脱敏与再加工疗法十分强调正性认知与负性认知的对应性。

　　主观不适度量表（subjective units of disturbance scale，简称SUDS）：该量表可以测量创伤事件及其象征性图像和负性认知给来访者情绪造成的消极影响的程度，分为 0—10 个水平，"0"表示无任何不适，"10"表示最大程度的主观不适。在治疗过程中，主观不适度的值可由患者评定，也可通过主观不适度量表测定。

　　认知效度量表（validity of cognition scale，简称 VOCS）：该量表可以测量来访者信念转变的程度，即用来检验治疗过程中由原来的负性认知向来访者期待的正性认知转变的程度。认知效度分为 1—7个等级，"1"表示完全没有转变，"7"表示完全转变。可以说，眼动脱敏与再加工疗法的治疗效果表现为主观不适度的降低和认知效度的增高。把主观不适度降至"0"，把认知效度升至"7"，是治疗师和来访者共同期望的最佳治疗效果。

　　图像（picture）：恶劣的创伤事件的象征性场景。

　　躯体感觉（physical sensation）：创伤事件的影响在患者身体上的投射性反应。

　　眼动（eye movement）：在特定的心理状态下，治疗师引导来访者进行眼球运动的过程。

眼动脱敏与再加工疗法的治疗程序

这一疗法的治疗程序分为八个阶段，每个阶段有不同的工作内容。

（1）采集既往史，制订治疗计划：治疗师需要采集来访者的背景信息，主要采集来访者既往的创伤经历、情绪困扰程度等，以此确认来访者是否适合接受眼动脱敏与再加工治疗，并向来访者介绍该疗法的信息。治疗师还要从来访者生活中的正性和负性事件中确认要加工的靶目标，将个案概念化并制订治疗计划。

（2）准备阶段：治疗师要和来访者建立治疗同盟，向来访者介绍治疗目标、治疗过程。对来访者进行关于症状的心理教育，教给来访者促进稳定化和自我控制感的技巧，引导来访者对即将加工创伤目标做好准备。

（3）评估阶段：治疗师通过激活记忆的主要层面提取要加工的目标，得到来访者现在持有的图像、负性认知、期待的正性认知、情绪、躯体感觉，并使用认知效度量表和主观不适度量表进行量化评估，建立基线。治疗师还需与来访者确认与记忆有关的躯体感受。

（4）脱敏阶段：治疗师与来访者加工过去的创伤经历，将其转化为正性记忆，以迈向适应性解决（把主观不适度降至"0"）。治疗师需使用标准化的眼动脱敏与再加工程序，允许洞察、情绪、躯体感觉和其他记忆自发地出现；对所有通道进行完全加工，直到创伤记忆彻底被同化为正性记忆。

（5）植入阶段：治疗师要增加与正性认知网络的联结，将治疗效果推广到相关的记忆。治疗的效果可由认知效度量表测得，认知效度升至"7"即可停止。

（6）躯体扫描阶段：这一阶段的目的是完全加工任何与目标有关的残留不适，治疗师请来访者从上到下扫描全身，留意并加工任何残留的躯体感觉。

（7）结束阶段：治疗师需要确保来访者处于情绪平衡状态，若发现有未完全加工的情绪，可以用引导想象或自我控制等方式弥补，帮助来访者在两次治疗期间保持自身的平衡状态与稳定性。此外，还需告知来访者，如果有与该事件有关的任何想法、躯体感受或记忆，都可以记录下来，在下次的治疗中进行讨论或用于评估加工目标。

（8）再评估阶段：评估整个疗程的治疗效果和治疗目标，确保随着治疗的进行，来访者能进行全面的加工。治疗师和来访者都要及时反馈，以便修订下一次的治疗目标。

眼动脱敏与再加工疗法的应用

2000 年，国际创伤应激研究学会指定眼动脱敏与再加工疗法为治疗创伤后应激障碍的有效方法。该疗法曾被成功运用于遭受飓风袭击、"9·11"恐怖袭击等灾难的人群的早期干预。结果显示，与没有使用眼动脱敏与再加工治疗相比，运用这一疗法治疗后，受灾人群的创伤后症状更少，焦虑、抑郁和创伤后症状减轻率达到 50%—61%。研究者还将该疗法应用于未成年个体的创伤后应激障碍的治疗，也取得了良好的预后效果。

各种灾难和突发事件都可能给人带来心理创伤，对灾后心理治疗方法的需求日益增加，使得眼动脱敏与再加工疗法的优势完全凸显出来，正如美国精神病学会临床指南所言，在眼动脱敏与再加工治疗中，不需要用言语去描述创伤，只需要患者想到他们的创伤性经历。在第一次治疗后，来访者的痛苦程度就会快速降低。

正念法

近些天，新冠肺炎疫情得到了有效控制，复工、复产与复学将人们的生活慢慢拉回正轨。我们不会忘记，有无数的人一起经历、感受、体验了这段特殊的时光。

运用心理咨询中的正念法，我们可以和过去这段时光告别，让自己重拾希望和信心，继续前行。所谓正念，拆开来看，即正＋念。"念"比较容易理解，指心中的念头、思考、想法、感受、情绪等心理活动的内容与变化；"正"则有多种理解，根据隶定字形解释，"正"属于会意字，其意从"一"，从"止"，原意指"征战止步于天下一统之时"，后引申为"基准、标准"等。《新华词典》对"正"字的解释有：（1）不偏斜，与"歪"相对，如正午、正中、正襟危坐；（2）合于法则的，如正当、正楷、正规、拨乱反正；（3）合于道理的，如正道、正确、正义；（4）恰好，如正好、正中下怀；（5）表示动作在进行中，如他正在开会；（6）在两者中相对而言，好的、强的或主要的那一方，与"反""副"相对，如正面、正本；（7）纯，不杂，如正宗、纯正；（8）改去偏差或错误，如正骨、正误；（9）图形的各个边的长度和各个角的大小都相等的，如正方形；（10）指失去电子的，与"负"相对，如正电；（11）大于零的，与"负"相对，如正数。

很多初学者倾向于认为正念中的"正"是纠正的意思，由此得出的正念是"纠正心中不正确的、有偏差的念头、想法和感受"。其实不然，在"正"的第一层含义中，"正"并不是与"负"相对的概念，而是"正在进行中"的意思。带着这个含义再来看"正念"二字，就可以解读为"正在产生的想法、念头和感受"。有人可能会有一些不解——如果正念是一种方法，那不是应该教会人怎么做吗？的确如此，"正"还有第二层含义，即"正视"，感受和体会我们此时此刻发生的想法、念头和感受。"正"还有第三层含义，这是更高层次的含义，即包含正和负的"正"。中国传统的太极图中，黑中有白，白中有黑，黑白是相对而言的，缺少任何一个，另一个的存在都是没有意义的。正与负也是同样的道理。当我们以正性和负性作为判断事物的标准时，一些事物会被认为是正性的，那么必然有一些事物会被贴上负性的标签。它的前提就是，我们已经接受了正性事物和负性事物可以同时存在的观点。结合"正"字的这三层含义，正念的含义是指：觉察和感受此时此刻正在产生的想法、念头和情绪，其中既包括正性的，也包括负性的，只要是当下真实产生的，就去感受它，让它自由地流动和变化。

在快节奏的现代社会中，我们常常会怀念过去或担忧未来，恰恰忽视了我们拥有的、能掌控的当下。进行正念练习就是帮助我们发现活在当下的力量，提高感受当下的能力，帮助我们活得清楚明白，自主与自在。

正念练习的方法有很多，佛教中的打坐、瑜伽中的冥想等，都属于正念练习。静坐正念练习有四个主要的方向：一是觉察身体的各种感觉，如感到腰有点酸，感到手指有点凉，感到心跳有点快；二是觉察心里的各种感受，如感到内心很平静，感到有点伤心和难过，感到有点焦虑；三是觉察心里的各种想法，如"我想让自己平静下来""我希望能够尽快适应工作节奏""我晚上要读一会儿书"；四是觉察周围的一切现象，如"我听到空调吹风的声音""我感觉椅子硬邦邦的""我看到白色的墙壁"。在忙碌了一天后，我们可以用 10 分钟的时间进行静坐正念练习，和自己的心灵对话。当你的感受、情绪和想法被看到时，它们便不会因为没有被关照到而跑到你的潜意识里不时地作祟。

除了静坐正念练习，我们在平时的工作、学习间隙也可以进行正念练习。认真吃饭就是比较容易做到的一种正念练习。我们可以回忆一下，上一次很投入、很享受地吃一顿饭是在什么时候？在工作日，我们为了节省时间，都是用最便捷的快餐填饱肚子，吃饭不再是一件享受的事，更像是工作中必不可少的一个环节——因为要完成工作，所以要吃饭维持体力。一种常见的状态是，我们在吃饭时也常常想着还没完成的工作或者下午会议需要的资料。你的生活中是不是也有这样的情况呢？你对这样的生活状态满意吗？如果你感到有些累，有些疲倦，可以尝试改变，用正念的方法度过这段时间，让吃饭成为平淡日子里令人享受的片刻时光。可以这样做：每天留出一个固定的用餐时间（如 30 分钟），在那个时间，一个人静静地享受眼前的美食，尽量清空大脑，让大脑保持空空无杂念的状态，慢慢地嚼碎每一口食物，品尝食物的味道，感受美食带来的最真实的快乐。

现在就开始制订 21 天正念练习计划吧，你的体会和感受将是最好的答案。如果感受到正念练习对生活的帮助，请将这份改变带给身边的人。

愿我们都能在这个浮躁的社会保留自己内心的平静，哪怕只有片刻时光。

电影疗法

在现代社会，交通越来越方便，通信越来越发达。科技的飞速发展让人们足不出户就可以尽览天下事，交通的便捷让人们在短时间内就可以到达世界各个地方，"地球村"的概念应运而生——地球本是一体，生活在地球上的人有着千丝万缕的联系。

许多科幻电影、灾难电影中都有这样的剧情：当地球面临危机和灾难时，地球上人类的命运息息相关，人类只有团结起来，守望相助，才能迎来最后的和平。系统论中有一个现象叫作"蝴蝶效应"：一只南美洲亚马孙河流域热带雨林中的蝴蝶偶尔扇动几下翅膀，就可以在两周以后引起美国得克萨斯州的一场龙卷风，原因是蝴蝶扇动翅膀的运动，导致蝴蝶身边的空气系统发生变化，产生微弱的气流，而微弱的气流又会引起四周空气或其他系统产生相应的变化，由此引起连锁反应，最终导致其他系统的极大变化。蝴蝶效应显示，一个不起眼的小动作能引起一连串的巨大反应。

一个国家或地区，或者某一些人的某一个行为，有时看上去似乎不影响其他人，但实际上能引发一连串变化，因为生活在地球上的每一个人都是息息相关的。就像这次疫情，最开始也许只发生在个体身上或者局部地区，但现在，新冠肺炎疫情已经成为一个全球公共卫生危机事件。

电影能给人们带来思考，在看别人的故事时反思自己的人生，从而获得疗愈的力量。比如在电影《后天》里，地球表面温度急剧下降，人们要到很远的地方去安家落户。不同身份和角色的人带着不同的任务和目标相遇，开始出现一些矛盾，因为每个人肩负的责任、承担的义务和想要做的事是不一样的，但到最后，在地球大灾难和危机之下，为了同一个目标，所有人都放弃了自己的小我，融入一个大我，最终克服困难，渡过了危机。电影中有一群坚守信念的人，他们认为人类要克服困难，要让地球运转下去，要让家人和朋友有一个好的归宿，这群人是先行者，是手持火炬的人，他们激励了其他可能已经失去希望的人。

在电影《流浪地球》中，一些人放弃了努力，觉得如果地球再过几天或者几个小时就要和其他星球相撞，那么大家不如回家和家人团聚，然而在另一群认为只要没到最后一秒钟就要坚持下去的人的带领下，在他们坚定信念的影响下，众人齐心协力，守望相助，渡过了危机。和电影中地球人遭遇的危机一样，我们现在遭遇的疫情也是一次危机，是一场没有硝烟的战争。危机既是危险，也是机遇，我们内心需要有坚定的信念。

按照马斯洛的需要层次理论，人在满足了衣食住行等基本的生存需要后，就有了爱的需要。我们需要被人爱，也需要去爱别人。我们需要有一种安全感，需要寻找生命的意义。我们每个人都在追寻自己人生的意义。在灾难和创伤之下，我们不断地成长，顽强地生活，同时深入思考，我们为了什么活着，要怎样度过这一生。

在危机没有来临前，也有很多人在思考人生的意义，而当危机来临时，这个问题就变得更重要了。这样一个特殊时期能让我们停下脚步，思考人生，请好好利用这次机会。

一点感想：普通人的自我疗愈

疫情发生后，华东师范大学心理与认知科学学院第一时间组织了针对公众的网上心理救援活动，提供心理热线服务，30 余位老师、80 余位研究生参与了这些活动……如果我们能帮大家在疫情期间稳定自己的情绪，我们就在承担自己的社会责任感，为社会作力所能及的贡献。我们做了对别人有价值，我们自己也觉得有价值的事情，在某种程度上，就是在自我疗愈。

每个生命存在的意义

有一个故事叫《倾倒的树》。一棵树被暴风雨吹断了，它本来可以成长为一棵参天大树，可能会有很多的鸟儿在它的枝上筑巢。然而，由于暴风雨，它折断了，但它的枝丫还在顽强地生长着。唤醒它的生命力的一件事情是，一些飞不高的小鸟在它的枝丫上筑巢。小鸟叽叽喳喳，给这棵树带来很多的开心和快乐。这棵树感到自己有能力爱别人，也有这些小鸟在爱着它。

另一个故事叫《小树》。森林里有一棵小树，它和松鼠是很好的朋友。有一天，松鼠找小树玩，突然狂风大作，下起了暴雨，小松鼠吓得赶紧躲起来。可小树没有脚，动不了，它的枝叶被吹断了很多。等到第二天暴风雨结束，小松鼠再回来找小树，发现小树已经被吹得受伤了，好多树枝都被吹断了。小树很痛，小松鼠看到了以后特别心疼小树，它帮小树找了两个医生，一个是治疗先生，一个是想象太太。治疗先生小心地把小树断掉的那些树枝用绷带缠起来，让小树好好休息。同时，治疗先生请小松鼠陪伴在小树旁边，陪它讲话，给它讲故事。另一个医生是想象太太，想象太太带领小树做一些放松练习。想象太太跟小树说："请你闭上眼睛，想象当暴风雨吹来的时候，你心里的云彩是什么样的？"小树说云彩的样子很怪，颜色也很吓人。想象太太又说："现在请你再想一下，如果你的内心特别平静，你心里的云彩又是什么样的？"小树说，有一些云彩非常柔和，也非常漂亮，有一些云彩飘浮在天空中。在小松鼠的陪伴和治疗先生、想象太太的治疗下，小树慢慢恢复了健康。虽然有时它还会为曾经受伤的枝丫而难过，但它又可以开开心心地生活了。

《倾倒的树》的故事让我觉得，生命的意义就是做一个有能力爱别人，也被别人爱着的人。《小树》则讲述了一个从创伤中恢复的故事。当我们遭遇挫折或打击的时候，阅读一个故事，思考一下人生的意义，会给我们带来一些启发。

死亡焦虑带来的思考

人终将走向死亡。当我们遭遇危机的时候，死亡焦虑会被激发出来。我在上心理治疗课的时候会问同学："如果明天你的生命就要结束了，你今天想做些什么？"每次当我问这个问题的时候，不同的同学会有不同的回答。一些同学会说，想回家跟爸爸妈妈待在一起，一起度过最后的这段时间。每个人都可以思考这个问题，直面人生的意义就是直面死亡焦虑。

这次疫情也给我们带来了一次直面死亡焦虑，重新找寻人生的意义的机会。疫情结束后，对人生意义的思考对于我们每一个人都是一种收获。

为他人做事

心理学家阿德勒把很多时间和精力放在服务大众上。有一天，一位患了抑郁症的人来找阿德勒，阿德勒对他说，"如果你想要赶快好起来，你就每天为别人做一件事"，这就是"14 天治疗抑郁症法"。每天为别人做一件事，我们自己的心情也会好起来。当我们为别人做事的时候，我们帮助了别人，同时也体会到自己存在的价值。

我们可以为别人做什么事情？也许是为孩子读一本书，也许是陪父母聊聊天。这也是疫情背后蕴含的另一种人生意义。

本章作者

存在主义疗法：寻找意义	李厚蓉	王继堃
叙事疗法：重新叙述	陈子旭	王继堃
故事疗法：疗愈的力量	张鸿飞	王继堃
眼动脱敏与再加工疗法	张　琦	王继堃
正念法	陈星秀	王继堃
电影疗法		王继堃
一点感想：普通人的自我疗愈		王继堃

第五章 伤逝心理重建：逝去的亲人希望你好好活着

　　丧失带给我们巨大的痛苦，其心理重建任务是艰巨的，儿童的哀伤心理处理更是充满挑战。儿童是世界的希望与未来，让他们健康快乐地成长是我们共同的希望。疫情无情，人间有情，让我们用科学、合理的方式，帮助并引导丧亲的人，尤其是孩子，走出悲伤，重新拥抱美好的生活。

　　截至 2020 年 3 月 29 日，我国已有 3306 人因感染新冠肺炎而离世，每一个数字都曾经代表一个鲜活的生命，我们为逝去的他们哀悼，也感受着生命消逝带来的难以言说的伤痛。每一个生命都有意义，都值得被纪念，我们不会忘记亲人，但也需要从哀痛中走出，体味和珍惜无法醒来的人再也不能拥有的世界，活出生命的美好。

伤逝之痛：丧亲与哀伤反应

　　从生命开始的那一刻，我们就不可避免地需要面对各种形式的丧失——失去喜欢的玩具、心爱的宠物、记录成长的笔记本、难得的机遇与到不了的梦想和远方……即便有再多经验，亲人的离去仍是一种巨大的丧失，带来无尽的痛苦与哀伤。50%—85% 的人在经历亲人或好友的离世后，都会在最初的几周甚至几个月内体验到强烈的哀伤，这一体验包括一定程度的认知、情绪、身体或人际功能的损害，属于哀伤体验的正常、自然和普遍的反应。对大部分人而言，时间会是治愈的良方，这些令人痛苦的心理体验和伴随的行为会慢慢减少或消失，人们最终能走出亲人离世的伤痛。

具体来说，哀伤包含怎样的体验？博南诺（George A. Bonanno）和卡尔特曼（Stacey Kaltman）认为，在亲人离去的第一年中，人们会遭受四个方面的功能损害，分别是认知损害、烦躁不安、健康透支和社会与职业功能受损。[①]

认知损害

大部分经历了丧亲之痛的人会在事件发生的最初几个月内发生认知上的损害，这种认知损害主要表现在两个方面：一方面，自我认同受到挑战。作为社会人，我们的自我意识来源于多个方面，其中包括社会身份和对自己拥有的亲友的认识。我们与亲人的亲密程度越高，自我认同与他们的融合程度就越高。也就是说，我们会将亲人看作自我的一部分。因此，当亲人离世时，自我认同会遭到巨大的破坏。此时，一部分人会感觉到，自己的生命拼图中属于逝去亲人的那一块缺失了，孤独感在心中蔓延；也有一部分人发现，自己和已逝亲人越来越相像，成为"继承者"，例如一个原本不在意节气的人可能会开始代替逝去的亲

---

① Bonanno，G. A.，& Kaltman，S.（2001）. *The varieties of grief experience. Clinical Psychology Review*，*21*（5），705-734.

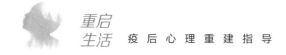
人，关注立春的时间或延续冬至的习俗等。

另一方面，我们试图理解亲人的离世，去解释为什么死亡会发生在亲人的身上，以安顿自己的哀伤。此时，有人会感到困惑，感到思维被亲人的死亡占据。刚刚听到亲人死讯时，可能会产生一种不真实感——每一个字都听懂了，可是"死亡"是什么意思？为什么我好像没有感到痛苦，却流下了眼泪？很多人会难以接受这一事实，少数人还会进一步表现出认知上的损害，如感觉自己难以集中精力或作出决策。大多数人会对未来产生不确定感，切身感受到生死面前的无能为力和人生无常，感觉无法控制自己的生活，也不能预想遥远的未来。在经历这些认知上的转变后，人们会为丧失寻求解释和意义。我们会思考为什么丧亲这件事会发生在自己的身上，为什么自己要承受这份不幸，生命的意义何在。

这些认知上的挣扎通常会在丧亲的第一年中逐渐减弱，但也有许多人在若干年内会不断地努力理解这种丧失；有些人几乎不会表现出认知上的损害，有些人则表现出与创伤反应类似的认知功能变化。

烦躁不安

在最初的几个月，大部分丧亲者会产生情绪不适和烦躁不安的感受。这些反应与认知损害紧密相连，会在丧亲发生的第一年中逐渐平复。人们会因生命的逝去而感到愤怒、悲伤和恐惧，也会为自己不能阻止亲人的离世，没来得及好好表达爱，没能实现所有的承诺，没有做得足够好而内疚。有研究者认为，对逝去亲人的怀念是哀伤最核心和最具特异性的特征表现，我们会想念亲人，翻看亲人的照片，回忆和亲人有关的过往，为亲人的离去而哭泣。[1]

孤独是哀伤的另一个特征表现。我们拥有很多与亲人共同的、独特的经历，而亲人的离开让这些回忆也变得孤零零的。与缺乏社交或被孤立带来的体验不同，丧亲让人即便拥有陪伴，仍感受到痛彻心扉的孤独。

健康透支

并不是所有人都有过丧亲的经历，但几乎每个人都曾经承受过压力，如长期处于紧张的工作状态时，我们会感受到身体上的疲惫，甚至引发肠胃不适、感冒等症状。这是因为在应对压力的过程中，个体不可避免地会调动全身的能量与之斗争，如果压力过大或持续时间过长，就会比平时更容易得病，甚至开始耗竭，最终表现为健康水平的下降。丧亲作为最严重的生活应激事件之一，同样会带来健康风险。[2] 但有效的应对能够减少丧亲对身体健康的影响，通过不断学习和调整自己的应对策略，一段时间后，丧亲者能够恢复健康状态。

社会与职业功能受损

丧亲之初，巨大的生活变故可能会让人失去与他人交流的欲望。在我们的文化中，"死亡"总是一个被回避和敬畏的话题，人们不愿意也不知道如何深入谈论亲人的离去。然而，一旦空闲下来，与故去亲人相处的情景常常会出现在脑海，让丧亲者不知道如何维持和他人的交

---

[1] Parkes，C. M.（1970）. The first year of bereavement: A longitudinal study of the reaction of London widows to the death of their husbands. *Psychiatry: Interpersonal & Biological Processes*，33（4），444-467.

[2] Znoj，H. J.，& Keller，D.（2002）. Mourning parents: Considering safeguards and their relation to health. *Death Studies*，26（7），545-565.

流。同时，亲人离去带来的悲痛会让丧亲者觉得自己与周边氛围不相融，产生回避社交的念头。

作为一个压力性事件，丧亲的事实需要丧亲者调动许多资源来应对，适当减少社交有助于个体积蓄应对所需的能量，但如果长期处于悲伤中，就可能损害社会功能。除了子女、父母、夫妻等角色之外，我们还需要扮演好工作中的角色。丧亲者在适应丧亲后家庭日常生活的变化时，可能无法很好地兼顾工作中的角色，产生角色冲突，加上对社交的回避，在丧亲初期，丧亲者可能会在一定程度上表现出职业功能的损害。

疫情中丧亲者的哀伤

在这次疫情中，因新冠肺炎而经历丧亲的人，可能会承受更大的痛苦。在 2020 年之前，新冠肺炎对绝大多数人来说是一种未知的疾病，它来得无声，来得突然。新冠病毒的感染性较强，在发病的前两天已经具有传染性，因此，初期感染此病往往源于意外。一位先生的妻子刚刚发病时，他们都以为只是一场普通的感冒，完全没想到十几天后妻子会因新冠肺炎过世。在突如其来的疫情面前，人们都没有做好准备。人们不明白，为什么自己的亲人会感染病毒？为什么灾难会突然降临？意外来得太快，还有很多约定没能实现，很多恩情没来得及回报。同时，由于疫情的特殊性，丧生的人需要立即就近火化，不能举行遗体告别仪式。疫情中的丧亲者因而更难理解亲人的离世，也无法通过仪式完成与亲人的告别，告慰自己的心灵，宣泄自己的情绪，这使他们难以面对和接受所发生的事。

疫情的难以控制和亲人的意外离世，可能让丧亲者感觉失去了对未来的控制感，产生世事无常的体验。受此影响，丧亲者可能表现出与急症死亡患者家属相似的情绪和生理反应，如产生惊恐、紧张、激动、烦躁等情绪。[①] 与慢性病患者家属不同的是，他们无法在照顾亲人的过程中寄托自己的情感，完成亲人和自己的愿望，因此可能更加内疚和自责。疫情期间的相对隔离状态，减少了丧亲者与亲朋的相处和直接接触，在一定程度上影响了社会支持的获取，增强了孤独感，也不利于他们应对丧亲事件。在这些因素的共同作用下，丧亲者的哀伤体验会更强烈。

　　体验到哀伤是丧亲后的正常反应，大多数人能够逐渐从哀伤中走出来，重新面对新的生活。这个过程如何发生？表现出怎样的规律？施特勒贝（Margaret Stroebe）和舒特（Henk Schut）整合了不同的理论，提出了依恋与哀伤双过程模型（见图5-1）。[②] 他们认为，在应对哀伤的过程中，人们会表现出两种导向：丧失导向与恢复导向。

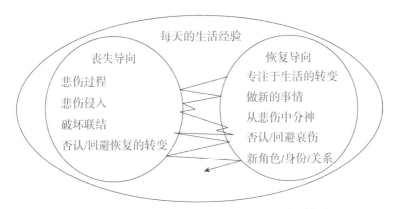

图5-1　施特勒贝和舒特的依恋与哀伤双过程模型

① 刘靖雯.（2015）. 急症死亡患者家属心理健康状况调查及心理危机干预效果. *河南医学研究, 24*（7）, 31-33.

② Stroebe, M., & Schut, H.（1999）. The dual process model of coping with bereavement: Rationale and description. *Death Studies, 23*（3）, 197-224.

丧失导向

丧失导向描述了我们如何安置逝去的亲人，包括：（1）悲伤过程。在这个过程中，人们会怀念逝者，反复回忆逝者和那些与逝者共同度过的时光。（2）悲伤侵入。此时人们会非自愿地重复体验与丧亲有关的感受和想法，这种体验可能发生在睡梦中，也可能发生在日常生活中，干扰日常工作，或表现为过度警觉。（3）破坏联结。随着亲人的故去，旧有的情感联结已经无法留存，需要学着与逝者分离；同时，新的情感联结亟待建立，人们可以选择通过某些现实的、象征性的、内化的或想象的方式寄托与亲人之间的情感，比如做逝者感兴趣的事，将逝者视作引导决策的楷模，等等。（4）否认／回避恢复的转变。人们也有可能选择拒绝走出哀痛，这可能同不断细思与亲人相处的经历或始终保持原有的生活习惯有关。以上四种策略并不是有序地、阶段性地出现，而是随着时间灵活转变。在这一导向的恢复过程中，一开始，人们的情绪以亲人离去的痛苦等消极情绪为主，之后，回忆带来的快乐与幸福会逐渐占据主导地位。

恢复导向

经历了丧亲的人不仅需要面对内心的悲伤，还需要努力适应丧亲带来的一系列生活变化。恢复导向描述了人们需要面对哪些变化，以及如何适应这些变化，包括：（1）专注于接受生活的转变，面对失去亲人的事实。（2）做新的事情，适应生活中的转变。包括承担逝去亲人曾经负责的事务（例如做饭、整理房间、家庭理财等），重新安排失去亲人后的生活，转变对自我的评价，调整看待世界的方式。（3）从悲伤中分神，即经历哀伤的痛苦并从中抽离。在应对生活变化时，丧亲者可能会产生一系列情绪反应，从成功应对新事务或者重建独立生活的勇气带来的解脱与骄傲，转向可能无法承受未来的孤独而引起的焦虑和恐惧，但丧亲者必须将注意力转移出来，不能一直陷于消极情绪。（4）否认 / 回避自己因逝去亲人而体验或经历的哀伤。（5）发展新的角色、身份和关系。此时，丧亲者需要重新安置对逝者的情感，并开始新的生活。

在亲人刚刚去世时，人们主要采用丧失导向的应对，随着时间流逝，人们会更多地关注生活中的其他挑战，即采用恢复导向的应对。但总体而言，这一过程是动态变化的，人们会在丧失导向和恢复导向之间反复转变，有时处理亲人离去带来的悲伤，有时应对现实生活中的挑战。这种来回摆动对于适应丧亲生活十分必要，过度沉溺或完全回避都会影响心理健康。

人们总是需要适应生活中的变化，重新达成与环境之间的协调，维持动态的平衡。我们不需要也做不到完全遗忘自己的亲人和压抑内心的伤痛，我们仍然可以在生活中为逝去的亲人保留一个位置，只是随着时间的流逝，在反复面对丧失的过程中，我们会渐渐习惯，心理反应会逐渐减弱。我们仍旧爱着逝者，却也将更多的爱留给生者。

好好活着：哀伤心理重建

亲人的亡故是一种依恋的断裂，让人陷入哀伤。然而，生活总要继续，那些爱我们的人，无论是生者还是逝者，都期望我们勇敢向前看。我们所拥有的现在，是很多人无法企及的未来，也终将变成一段无可改变的过去。逝者的爱和祝福会化作心底的能量永远支撑着我们，生者的陪伴和期待会引领我们面对变化后的生活，我们需要也可以做到安顿好对逝去亲人的爱与思念，好好地活着，好好地珍惜拥有的时间，好好地爱身边的人。

有哪些方法能够帮助在疫情中失去亲人的人走出哀伤，完成心理重建？我们根据依恋与哀伤双过程模型中描述的变化规律，以及疫情中丧亲者的哀伤体验的特征，从四个方面提出了有助于心理重建的建议。

告别，面对失去

对任何人来说，亲人离世都是让人难以接受的重大生活事件。几天、十几天前还与自己一起吃饭，打扫房间，谈论生活琐事，计划疫情结束后的生活的人，突然因为疫情永远地从生活中消失，会令人感到惊愕和茫然无措。接受亲人离世的事实，是应对哀伤的第一步。以往面对亲人的离世，我们会举办追悼会、祭祀等丧葬仪式，通过自己的行为和仪式背后的意义，认清和接受亲人亡故的事实。但在疫情中，我们无法通过这些仪式寄托哀思，郑重地和亲人说一声再见。

电影《少年派的奇幻漂流》的片尾有这样一句话："我想生命到头来就是不停地放下，而最痛心的是，我们甚至没能来得及好好地告别。"一位被诊断为新冠肺炎高度疑似的母亲，在进入医院的当天便因抢救无效去世，夜晚，她的女儿站在殡葬车外，一声声地哭喊"妈妈""妈妈"，望着那辆车远去。她的妈妈没有了，而她还有很多话没来得及说。我们要如何才能抚慰这样的伤痛？或许韩国的一个案例能够提供一些启示：一位母亲的女儿因患白血病去世，从此之后，晴天的时候，她会想念活泼的女儿，阴天的时候，她会想女儿是不是在云里睡觉——女儿离开了人世间，却没有离开母亲的生活。后来，一家制作公司通过虚拟现实（virtual reality，简称 VR）技术实现了母亲与女儿的再次"相见"，在虚拟空间完成女儿的小愿望，让母亲诉说对女儿的想念，也让母亲和女儿重新说一次再见。

在生活中，并不是每个人都能通过这种方式和亲人"重聚"，但在心理咨询和治疗中，我们可以通过空椅子技术实现这种"对话"。[①] 这项技术只需要一把椅子，我们请丧亲者想象他的亲人就坐在这把椅子上，还可以准备一个抱枕作为亲人的象征，请丧亲者说出自己想说的话，说出心中的思念和悲伤，说出自己难以接受亲人的离去，说出曾经许下但还没有实现的诺言，说出没有付出足够的陪伴，说出所有的遗憾、内疚和悔恨。之后，需要请丧亲者换到亲人的位置，坐到那把椅子上，扮演亲人，说出亲人想对自己说的话。通过这种方式，帮助丧亲者完成与亲人的告别，正视亲人离去的现实，体会亲人对自己的爱与期望，促成丧亲者与逝者的分离，引导他们面对丧亲后的生活。

引导，给悲伤以出口

完成与亲人的告别仪式后，我们仍然会回想起与亲人相处的点点滴滴，会为未来的生活里再也见不到他们而感到悲伤和孤独，也会为自己在生死面前的渺小无力而感到无奈与恐惧。面对这些情绪，我们该怎么办？

首先，我们需要知道，这些情绪是经历亲人离世之后的正常反应。我们可以承认和接受自己所有的失落和难过，这并不是软弱，不是异

---

① 齐欧，齐穗娟 .（2018）. 空椅子技术在哀伤辅导中的应用 . *中国社会工作*，*24*，49.

常，也不会给别人添麻烦，而是一种人之常情，无须回避，也不必压抑。情绪就像洪流，出口被堵住只会加剧对身心的损害，因此，我们需要合理地宣泄情绪。如果想哭泣，就要哭出来，这是一种很重要的释放积聚的能量、调整机体平衡的方式。如果想倾诉，就要说出来。无论是面对他人还是面对自己，语言表达都可以减轻丧亲带来的情绪困扰。[①] 可以选择向自己的亲人、朋友表达内心的哀伤。如果你是丧亲者的亲友，请给他们一个空间。我们常常期望亲友早一点走出伤痛，从而善意地提醒他们"不要哭了""向前看"，但是没有被充分表达的悲伤很难自愈，认可和接纳亲人的情绪也是一种关怀的方式。如果觉得内心的情绪过于私人，不方便托付给其他人，可以选择写下来。书写会让我们卸下心防，既能够放松自己，真诚地面对心中所想，又能够保护心中的秘密。书写还可以帮助我们思考，让我们更清晰地了解自己处于哪些情绪中，以及情绪的来源是什么，通过这些梳理过程加深对自己情绪的理解。

其次，在接纳和宣泄情绪之后，我们还需要帮助自己从情绪中走出来。在以往的调查中，有丧亲者主动选择"维持"内心的痛苦，通过惩罚自己来纪念亲人和减少内疚感。[②] 这种情况下，我们可以通过情绪 ABC 理论找到引发情绪的认知因素，纠正不合理的信念。我们需

① Shahane, A. D., Fagundes, C. P., & Denny, B. T. (2018). Mending the heart and mind during times of loss: A review of interventions to improve emotional well-being during spousal bereavement. *Bereavement Care, 37* (2), 44-54.

② 薛星潼. (2018). *丧亲青少年哀伤反应干预的实践与反思*. 上海: 华东理工大学.

要明白，自己是有控制情绪的能力的。如果 A 代表应激事件，C 代表情绪与行为反应，那么代表对事件的想法和信念的 B 才是决定情绪反应的因素。这就是说，我们产生什么样的反应取决于我们对事件的解读。是什么让你陷入悲伤，不能自拔？也许是害怕亲人离开之后的未来，也许是为了弥补心中的亏欠，也许是在生与死面前失去了效能感……找到你心中的信念，然后看看它们是不是都是真的或者是不可改变的。

即使永远沉睡在悲伤中，时间也不会放慢一丝一毫，亲人故去的事实不会逆转。再浓重的悲伤也不能改变现状，只有我们自己积极努力才可以做到。我们能做到吗？或许你可以想一想之前曾经遇到的困境，那时你是怎样克服困难的？你渡过了很多难关，这次也可以。你心中导致悲伤的信念是什么？相信自己，你能够从这些信念中走出来，走向未来的生活。

梳理，开始新的生活

亲人的去世不仅给我们带来强烈的情感反应，也会打破日常生活的规律。如何让生活重新步入轨道，是我们必须面对的问题。

首先，我们需要梳理一下，在亲人离开之后，我们的生活需要作出哪些调整？在之前的家庭生活中，逝去的亲人承担了哪些家庭工作？扮演了什么样的家庭角色？亲人离开之后，我们需要学习什么？或许我们需要重新安排自己的起床时间，改变上班的方式或路线；需要考虑家务如何处理，三餐怎样安排，房间如何打扫；需要评估家庭的财务情况，收入与支出能否保持平衡，如何打理家庭财产……更重要的是，要适应亲人离开之后的人际生活。在共同遭遇丧亲之后，我们与其他家人的相处方式或许也需要做一些改变。我们要如何努力，才能担负逝去亲人的角色？我们要怎样相互扶持，共同走出伤痛？面对这些变化，我们可以从何处获得支持？也许我们会选择增强家庭内部亲人之间的联系，通过感受家族的凝聚力来抚慰伤痛，汲取前行的力量；也许我们会选择培养新的爱好，学习新的知识，通过加入新的群体，扩展社交网络，填补亲人去世带来的时间上的空白和社会支持的缺失。无论如何，我们都需要知道自己将要面对什么和准备如何面对。

其次，在准备好之后，我们可以给逝去的亲人写一封告别信。在信里写下我们共同的回忆和过去的美好，也告诉他，他的离去对我们的生活产生了多么重要的影响，以及我们计划怎样继续在未来好好生活。[1]这样的仪式能够帮助我们回顾美好的过去，重新安置与亲人的情感联结，开始面对新的生活。

最后，重启生活千头万绪，要从哪里开始？居丧期间，陷于情绪和事务困扰的人，生活规律往往被破坏，加上在疫情发展期间，每个人都需要对自己的生活和工作方式作出一些调整，更容易打破往日习惯，但如果不能建立新的生活轨迹，将会影响身心的恢复和适应。[2]因此，重启生活可以从恢复睡眠节律和良好的生活习惯开始，这样不仅可以帮

---

[1] Brodbeck, J., Berger, T., Biesold, N., Rockstroh, F., & Znoj, H. J. (2019). Evaluation of a guided internet-based self-help intervention for older adults after spousal bereavement or separation/divorce: A randomised controlled trial. *Journal of Affective Disorders*, 252, 440-449.

[2] 李梅，李洁，时勘，曾晓颖，曹燕，钟岭，等. (2016). 丧亲人群哀伤辅导的研究构思. *电子科技大学学报(社科版)*, 18 (1), 44-46.

助我们投入到新的生活中，也能够让我们从较为简单可控的改变中重新获得效能感和控制感。

反思自我，哀伤后的成长

曾听过一句话，"你努力走过的路，每一步都算数"。在生活中，我们克服过大大小小的困难，每一次都会有收获。走出哀伤同样会让我们成长，在这一应对过程中，我们可能会提高情绪调节能力，增强积极心理品质，重建心理弹性，从而提高未来应对压力的能力。更重要的是，丧亲经历会引导个体思考与建构生命的意义。

在感受生命无常的同时，我们也会感受到生命的可贵。亲人离去时，我们总觉得自己本可以做得更好——有很多以为可以"以后"处理或实现的事情再也没有了机会，有一些小情绪和争执不该发生，有一些愿望在等待中消磨，有一些爱和牵挂没有说出口，有很多很多的陪伴还没来得及实现……所以，趁我们还拥有生命，请及时思考自己要为亲人做什么，应该做什么，然后从现在开始，在生活的一点一滴中完成，让未来少一些遗憾。

在直面死亡时，我们会意识到生命的有限，并思考自己的价值。经历丧亲让我们重新思考人生的目标，思考如何在有限的时间里创造属于自己的生命价值，因而更积极地面对每一项工作和学习任务，丰富自己的生命，让生命的每一段时光都更充实。我们所拥有的一切——平淡、苦恼或悲伤——可能都是别人用尽全力也无法得到的，我们还能忙碌，就是幸福的。

愿在疫情中丧失亲人的人早日走出哀伤，安放好过去，整理好现在，面向未来，好好生活。

儿童的丧亲与哀伤反应

新冠肺炎疫情属于灾害的一种，灾害的发生常常伴随儿童生存环境的破坏，使儿童无法获得足够的食物、水或照料[①]，甚至导致儿童丧亲。这次的新冠肺炎疫情也使一些儿童遭受丧亲之殇，父母的伤逝对儿童的冲击无疑是最巨大的。疫情后，我们该如何帮助这些儿童面对丧亲之痛？如何帮助他们面对和认知死亡，最终走出伤痛，好好长大？

已有研究发现，儿童经历丧亲后会出现多重反应。也就是说，丧亲反应并不是在失去亲人后开始出现并随着时间而逐渐消失的一系列症状，相反，它是基于时间进程而出现的不同的临床表现。[②] 以下我们依据时间进程梳理儿童的丧亲反应，进一步理解对儿童来说丧亲意味着什么。

丧亲初期（第一年）

在丧亲初期，儿童对亲人去世的直接反应通常是明显的痛苦和悲伤情绪。在 2—10 岁的儿童中可发现，儿童大多出现哭泣、情绪低落和各种对情感归属的表达；也可能伴随悲伤、痛苦情绪，出现愤怒情绪及拒绝接受亲人过世的行为等。与此同时，儿童开始试图理解丧亲这一事件的意义及其影响。在最初几个月里，儿童会以各种方式理解"死

[①] Becker-Blease, K. A., Turner, H. A., & Finkelhor, D. (2010). Disasters, victimization, and children's mental health. *Child development, 81* (4), 1040–1052.

[②] Elizur, E., & Kaffman, M. (1982). Children's bereavement reactions following death of the father: II. *Journal of the American Academy of Child Psychiatry, 21* (5), 474–480.

亡"这一概念，有的将其"翻译"成具体和熟悉的情况，以了解"死亡"和"活着"这两者间的区别。比如儿童会回忆宠物死亡的经历，再梳理宠物死亡后的生活变化，借此理解"死亡"这一词汇的现实含义。

由于多种负面情绪的出现，儿童在这一阶段倾向于采取各种防御措施来帮助减轻痛苦，使自己能获得更多的时间来逐渐消化丧亲带来的冲击。最常见的方法是，保持一种已故亲人仍在自己身边的假象，这可以通过两种方式实现：从回忆中恢复逝去亲人的形象（回忆共同的经历）；否认死亡是生命的终结，并期待亲人在未来的回归。也就是说，年幼的孩子会在丧亲初期否认失去了自己的亲人，并更倾向于通过谈论来维持亲人的存在感；年龄大一点的孩子（7—10岁）则倾向于通过回避、克制和直接忽略死亡的话题来处理丧亲带来的创伤。

在最初的几个月里，为了缓解伤痛，儿童会在两种相反的行为倾向之间摇摆不定：一种是通过否认、拒绝和回避等方式来限制或干扰对丧亲刺激的感知；另一种是通过增强对亲人死亡的感知和思考，以更现实的倾向来理解丧亲的本质。这两种倾向之间微妙的相互作用，能帮助儿童尽快接受亲人死亡的事实。

丧亲中期（第二年）

在亲人去世一年多后，大多数儿童已能接受亲人去世的事实。但随着主要防御措施的减少（主要是对丧亲事实的否认）和对丧亲这一事件的理解，儿童的焦虑水平会显著提高。超过一半的丧亲儿童会出现各种各样的恐惧情绪，主要包括害怕被单独留下，害怕其他亲人突然消失或无法接近，害怕未知的伤害与危险，等等。其中最常见的恐惧内容是害怕自己被单独留下，比如亲人有事无法陪伴儿童时，儿童会出现强烈的恐惧情绪并竭力不让这种情况发生。这种焦虑水平的上升是与儿童对永久失去已逝亲人的更强烈的现实感知相关的。只有到了这个阶段，儿童才能真正明白丧亲事件的全部含义。在丧亲事件出现 18 个月后，许多孩子会觉得这个世界很危险，有威胁性，进而更加害怕被遗弃或受伤。这一阶段中，儿童有关死亡主题的梦、作文和图画会经常出现，这可能是他们控制焦虑的方法之一。

在这个焦虑和不确定的时期，儿童最常见的应对反应是增强对亲人的依赖和需求。在丧父案例的调查研究中发现，有 2/3 的儿童此时会增强对母亲的依赖。具体表现为儿童会在不规律的时间段寻找母亲，以及不断地寻求母亲的帮助和关心；有一些孩子会表现出对老师或其他成人的过度依赖。学龄前儿童会有更高的行为问题及情绪问题发生率，难以与重要他人分离，以及出现其他依赖行为。显然，年龄越小，就越依赖父母作为满足其生理、情感和发展需要的主要对象，因此，在丧亲后，孩子越小，就会越依赖重要他人。

在这一阶段，儿童出现攻击性行为的概率会显著提高，超过 1/3 的儿童出现攻击性行为、纪律问题和情绪的躁动不安。在大约一半的案例中，儿童攻击性反应的强度在中等至严重的程度之间。这种攻击性行为倾向在男童身上表现得更明显，6 岁以上儿童表现出的过激行为也明显更频繁。

丧亲中晚期（第三至第四年）

在这一阶段，儿童会表现出症状改善及对改变后生活环境的适应。相较前两个阶段，儿童对悲伤信息的反应速度有了极大的下降。大约 2/3 的儿童仍然表现出过度依赖，但其焦虑水平、分离焦虑和过度恐慌水平都会出现明显的下降。儿童的攻击性行为和注意力集中困难也会得到缓解。

大部分儿童此时已成功回归并融入学校或其他集体中，社会功能得到恢复。但对部分儿童来说，他们还需要在这一阶段进一步调整，以适应新的家庭状况：适应单亲家庭的新角色，适应父亲或母亲再婚后的新家庭角色，等等。例如，对于丧父儿童，在母亲再婚的家庭中，他们开始适应继父这一新的家庭成员。据母亲和老师的报告，儿童能和继父保持良好的关系。丧父儿童对成年男性形象的依恋变得更加持久和稳定，他们通常能在现有的家庭框架内或在邻近的环境中找到一个有身份的男性形象建立依恋，而不是像丧亲后的前两个阶段那样频繁地改变依恋目标。有两种现象的发生频率也逐渐提高，即一般的情绪抑制行为和模仿行为。一般的情绪抑制行为是抑制自己对死去亲人的强烈情绪；模仿行为是儿童开始在家庭内外履行新的责任（比如在丧父案例中，儿童开始照顾弟弟，帮助母亲做家务，刻苦学习，等等）。在大多数情况下，这种模式并非僵硬的或神经质的，它是儿童通过"加速成熟"来应对新环境的方式，这确保了亲人和其他成年人对儿童的认可，增强了儿童的自尊和独立性。在某些情况下，这种行为也反映出一种对逝去亲人的认同，即儿童开始承担起原本属于逝去亲人的家庭角色。

值得注意的是，虽然在这一阶段，大多数儿童的症状已得到改善并逐渐适应了周围环境，但仍有 1/3 的儿童表现出情绪障碍。

丧亲反应的不平衡发展

丧亲反应除了在三个阶段上表现出不同并可能出现个体差异外，在丧亲反应的过程和发展方面，儿童内部还存在广泛的可变性，即儿童在第一阶段出现的丧亲反应并不能预测其在后续阶段出现的情绪及行为问题。但也有研究表明，在丧亲初期出现明显情绪障碍症状的儿童，更容易发展出最严重、持续时间最长的病理性哀悼。70% 在丧亲初期表现出严重情绪障碍症状的儿童，在一年半后仍会受到情绪障碍的困扰。[①] 在这一层面，初期的丧亲反应具有一定的可预测性。也有儿童在丧亲初期没有表现出情绪或行为障碍，却在丧亲后第二至第四年出现严重的情绪或行为障碍。也就是说，丧亲后的情绪及行为障碍可能是立即出现的，也可能是延迟出现的。这启示我们，对儿童丧亲的反应应持发展性观点，时刻关注儿童丧亲后的心理健康状况。

当前疫情下儿童的丧亲反应

要明确当前疫情下的儿童丧亲与哀伤反应的特点，首先要了解本次疫情不同于其他灾难事件的特点。从已有总结疫情的新闻报道中可以得知，本次疫情有潜伏期长、感染性强的特点。对于儿童，他们可能出现这样的认知：亲人在一段时间内只有发热或无明显生病症状，却突然间病情加重，最终导致死亡。不管是儿童还是成人，留给他们接受亲人感染新冠肺炎直至死亡的时间比较短。由于存在二次感染的危险，尸体一般会立即火化，这也让儿童和其他成人失去了通过某种仪式跟逝去的亲人道别，并在道别中纪念和哀悼逝去亲人的机会。已有研究表明，如果剥夺儿童哀悼亲人的机会，他们会表现出更大的心理痛苦，

---

① Elizur, E., & Kaffman, M.（1982）. Children's bereavement reactions following death of the father: II. *Journal of the American Academy of Child Psychiatry*, *21*（5）, 474-480.

更强烈的悲伤、恐惧，更可能出现学业问题。[1] 在疫情中，可能进一步造成严重的儿童丧亲反应的后果。

相较成人，儿童在心理发展和生理成熟上存在显著差异，其认知发展还未完善。在新冠肺炎疫情这一特殊条件下，儿童没有充足的时间了解当下状况，对患病亲人的死亡也了解不足。在丧亲事件发生后，儿童更可能出现适应性障碍。[2] 同时，由于新冠肺炎感染性强的特点，相较其他疾病，儿童没有机会在医院环境下更现实地理解亲人患病，他们更可能会在一段时间未见到亲人的情况下，突然得知亲人死亡的消息。这使得疫情下的丧亲信息对儿童来讲过于突然，冲击过大，导致儿童无法接受亲人死亡的事实，出现否认及回避丧亲信息的情况，并随之出现一系列不适应行为。

基于儿童发展阶段的特殊性和这次新冠肺炎疫情的特点，我们该如何引导并帮助儿童走出阴影，重新拥抱生活呢？

好好成长：儿童的哀伤心理重建

当亲人的死亡是突然发生的和意外事件时，丧亲极有可能导致个

---

[1] Sood, A. B., Razdan, A., Weller, E. B., & Weller, R. A. (2006). Children's reactions to parental and sibling death. *Current psychiatry reports*, 8 (2), 115-120.

[2] 适应性障碍是指因环境产生巨大改变或遭受日常生活中的不良刺激后，个体由于易感个性及适应能力较差而出现的不良情绪反应和生理功能障碍，由此产生的生活、学习或工作以及人际交往等正常功能明显减退的现象。刘艳坤.（2008）.普通高校高职新生适应性障碍原因分析及对策研究.*重庆电子工程职业学院学报, 17*（1）, 23-25.

体出现心理问题。[1] 本次新冠肺炎疫情中，儿童面临的丧亲事件多数都是突然出现和意料之外的。比如，2020 年 2 月 7 日，被称为"吹哨人"的李文亮医生离世，几乎所有人都在为他哀悼，他年仅 5 岁的儿子问奶奶："爸爸去哪儿了？"奶奶只能强忍泪水告诉孩子："爸爸在出差。"李文亮医生的另一个孩子还在妈妈的肚子里，还没有来到这个世界就已经失去父亲的庇护。疫情是什么？病毒在哪里？5 岁的孩子不懂，还没出世的孩子更是看不到这一切，可这并不能阻止病毒伤害他们。在任何一场灾难面前，受到伤害最大的永远是孩子，不仅仅是可能的身体伤害，还有心灵的伤害。孩子是我们的希望，应该怎样帮助孩子从丧亲的痛苦中走出来，继续健康成长？疫情中人手紧缺，疫后心理咨询也不是人人都能获得和负担得起的资源，儿童可能无法得到心理咨询师面对面的帮助及干预，因此，还健在的亲人的心理援助尤为重要。我们可以通过以下几个步骤，引导孩子正确认识并接纳丧亲事件，拥抱新的生活。

阅读疗法，帮助儿童了解死亡

对大多数儿童来说，"死亡"在他们心里是一个模糊的名词，他们还不清楚死亡到底意味着什么。哀伤心理重建的第一步，就是让儿童正确理解亲人死亡这一事实，了解死亡的含义。[2] 儿童需要理解什么是死亡——它是如何发生的，为什么会发生，发生在谁身上，以及如何理

---

① Stroebe, M., Stroebe, W., Schut, H., Zech, E., & van den Bout, J.(2002). Does disclosure of emotions facilitate recovery from bereavement? Evidence from two prospective studies. *Journal of consulting and clinical psychology,* *70* (1), 169.

② 秦赟，贺泽海 .（ 2010 ）. 死亡教育与灾后儿童心理重建的实施途径和启示 . *社会心理科学,*（ 8 ）, 86-89.

解、应对和表达与悲伤相关的痛苦、恐惧和困惑的情绪。这一步的核心是帮助儿童理解死亡，并建立充分的防御机制，以避免丧亲带来的负面情绪造成的过度冲击。比如，通过和儿童一起阅读与死亡有关的书籍或漫画，或让儿童回忆经历过的死亡事件（例如宠物死亡等），来进一步启发儿童了解死亡带来的环境变化，帮助他们了解死亡的特性，即不可逆性、机能丧失性和普遍性，从而对死亡有一个初步的、理性的认识。

　　虽然我们很想帮助孩子了解死亡，但是由于成年人的思维和儿童的思维存在一定的差异，言语上的引导效果会不尽如人意，解决措施之一是阅读疗法。[①] 与孩子们分享精心挑选的故事，有助于他们处理困难的问题，比如如何面对亲人的死亡。已有的临床研究也证明，阅读疗法可以有效促进儿童对事件的理解和情感伤痕愈合。[②] 可见，一个关于悲伤和死亡的故事，可以帮助儿童和成人讨论死亡这个敏感而痛苦的话题。更具体地说，一个故事可以为儿童提供关于死亡的清晰解释，打开交流的渠道，并营造一个安全、无威胁的氛围，使儿童能在其中安然探索死亡，表达悲伤。书中关于死亡的人物对话可以帮助儿童和成人开启属于他们自己的对话，儿童会联想到角色的处境，认同角色的感受和情绪，这有助于他们表达类似的情绪。当我们与孩子关于死亡的交流停滞甚至无效时，可以采取阅读疗法，选择合适的谈论死亡的书籍（见

① Heath, M. A., Leavy, D., Hansen, K., Ryan, K., Lawrence, L., & Gerritsen Sonntag, A. (2008). Coping with grief: Guidelines and resources for assisting children. *Intervention in School and Clinic, 43* (5), 259–269.

② Pardeck, J. A. (2014). *Using books in clinical social work practice: A guide to bibliotherapy*. Routledge.

延伸阅读），帮助孩子们更好地理解死亡。

当孩子主动与我们交流关于死亡或新冠肺炎的信息时，我们需要做到的是，为孩子提供准确、详实的信息。当然，我们自己可能也不愿意谈论死亡，但保持沉默和回避这个话题会让我们很难与孩子分享信息，也无法引导他们正确认识死亡。从长远来看，半真半假或回避这个话题并不利于孩子的心理治愈，还可能破坏孩子对成人的信任，阻碍交流。特别是在当下，儿童对疫情的了解有所欠缺，对新冠肺炎的致死原因也不理解。他们在这些方面存在疑问，当他们向我们表达时，我们需要实事求是，告诉他们准确的信息，避免他们产生"为什么这件事会发生在我身上？""是不是我做得不好，才让亲人遭受痛苦？"等负面想法，从而开始自责。我们还可以和孩子一起，观看中央电视台等权威官方媒体关于新冠病毒的报道，通过新闻中报道的死亡信息等引导孩子了解死亡的不可预见性，使他们对疫情有初步的认识，并对死亡不再排斥或回避，能做到客观地看待死亡。

延伸阅读

1.《小伤疤》

作者：（法）夏洛特·蒙德利克

绘图：（法）奥利维耶·塔莱克

这本绘本描绘了小男孩面对母亲去世的现实，如何从愤懑、不舍到理解死亡的整个过程。小男孩最开始知道母亲去世的时候，并不理解这意味着什么，只是先发觉接自己上学放学的人不见了，会给自己做好吃的早餐的人不见了，小男孩感到愤怒，感到不解。在知道去世代表着生活中不再有母亲出现后，他试图留下属于母亲的印记。他关闭了所有的窗户，只为了留下母亲的味道；他甚至弄疼了自己，只为了留住母亲的声音。在发现一切都是徒劳后，外婆的陪伴让他明白，母亲虽然去世了，但是她的爱还留在这里，一直陪伴着自己；只要摸摸自己的心，就可以感受到母亲。最后，小男孩接受了母亲去世的事实，最终获得了成长。

《小伤疤》是死亡教育的经典绘本，它描绘了儿童面对亲人去世时的心理过程，用简单的语言和丰富的图画解释了死亡的本质。同时还启发孩子，让他们知道，亲人的去世并不是真正的消亡，只要我们心里有亲人存在，能回忆和感受到他们的爱，他们就会永远陪伴着我们。

2.《楼上外婆和楼下外婆》

作者／绘图：（美）汤米·狄波拉

小汤米有两个外婆，一个是楼上的外婆，一个是楼下的外婆，他每周都会和两个外婆度过愉快的时光。楼下的外婆告诉他，楼上的外婆是小汤米的曾外婆，小汤米后来就称外婆为楼下的外婆，称呼曾外婆为楼上的外婆了。曾外婆已经 94 岁了，她的身体很虚弱，总是在床上躺着。外婆会给小汤米烤好吃的蛋糕，曾外婆会给小汤米薄荷糖，陪他聊天，所以小汤米非常喜欢两位外婆。楼上和楼下的外婆陪伴着小汤米度过了很长一段时间。但是有一天，妈妈告诉小汤米，楼上的外婆去世了。小汤米不明白什么是去世，妈妈告诉他就是楼上的外婆再也不能和我们在一起了。小汤米去楼上，发现床空荡荡的，他突然哭了出来。妈妈告诉他，只要你回忆起楼上的外婆，她就会一直在你的身边。有一天，天空划过一颗星星，妈妈告诉他，那是楼上的外婆给他的亲吻。

《楼上外婆和楼下外婆》用一个很简单的故事描述了亲人去世后的状况，并为儿童找到了亲人去世的寄托——天上的星星，也告诉了孩子们，只要心里有亲人，亲人就不是真正地离开自己。这本绘本帮助儿童了解生老病死这一自然过程，对儿童的死亡教育有启发作用。

3.《皇帝与夜莺》

作者：郝广才

绘图：张世明

相较前两本书，《皇帝与夜莺》不仅涉及生与死，还告诉孩子们关于得与失、施与舍的道理。皇帝几乎拥有世界上所有他期望的东西，但是有一样东西是他无论如何都无法得到的，那就是长生不老。为了达成自己长生不老的期望，他祈求神明。神明与他做了一个交易。神明告诉他，只要皇帝在面对死神时保持沉默，他就会给皇帝三次躲过死亡的机会，但皇帝也会相应地失去某些东西。皇帝同意了。第一次，皇帝失去了自己心爱的白马；第二次，皇帝失去了自己心爱的歌姬；第三次，连皇帝疼爱的儿子也陷入危险……那么，皇帝到底是选择沉默，保全自己，还是选择拯救儿子呢？到底是活着重要，还是自己心爱的人更重要呢？

《皇帝与夜莺》不是简单涉及生与死的绘本，在阅读这本书的过程中，它会启发孩子们对得与失、施与舍的思考。在阅读这本书时，我们可以在一旁陪伴，启发孩子思考，如果他是皇帝，他会怎么选择，从而更生动地让孩子明白书里蕴含的道理。

4.《生命就像一阵风》

作者：（澳）肖纳·英尼斯

绘图：（匈）艾瑞兹·阿戈科斯

《生命就像一阵风》是一本适合7—10岁儿童阅读的书。当我们与孩子谈论死亡的时候，他们可能无法很好地理解，因此，将死亡与孩子日常生活中经常接触的事物联系在一起，会有助于对他们的死亡教育。这本绘本就讲述了这样一个故事：当一阵风吹过，我们能感受到它，但是当万物静止时，风又去了哪儿了呢？风为什么消失了呢？有人认为，风潜入地下，给花和树带去了生命，也有人有不同的看法。那么，当一件物品或者一个人在我们的生活中消失时，这意味着什么呢？

《生命就像一阵风》用风作隐喻，引领孩子思考生命的存在与消亡，并通过绘本中小动物们对逝去生命的情绪反应，帮助孩子理解自己在亲人去世后可能出现的情绪反应；同时，通过小动物们对逝去生命的纪念仪式来帮助孩子找到合理宣泄自己悲伤情绪的渠道。

5.《外婆住在香水村》

作者：方素珍

绘图：(德)索尼娅·达诺夫斯基

《外婆住在香水村》是一本特别的绘本，它不仅描述了亲人的死亡，还告诉孩子，他们的力量也能帮助自己在世的亲人度过悲伤时刻。住在香水村的外婆病了，小乐和妈妈一起坐车去看望外婆。在这个下午，他们一起晒太阳，聊天，喝下午茶，度过了美好的时光。后来，外婆去世了，妈妈告诉他外婆去了天上，所以小乐觉得外婆搬到天上的香水村去了。当小乐看见雨天，他会告诉妈妈，是外婆在天上洗衣服，所以才会下雨；小乐和妈妈出门散步看见夕阳，他会告诉妈妈，这是外婆在天上煎蛋呢！在小乐的童言稚语中，妈妈不再默默地对着天空哭泣，而是真的相信，天上有一个香水村，外婆在那里等着他们。

这个故事最独特的地方在于，它描述了小乐如何用他的天真和爱给妈妈带去希望，帮助妈妈从失去母亲的悲伤情绪中走出来。这个故事也启发孩子们关于幸福的思考。小乐觉得，与自己亲人一起度过的时光就是幸福的，那么孩子们对幸福又有怎样的理解呢？通过这本书，我们可以启发孩子们认识到自己的力量；对我们自身来说，我们也能更好地明白，这种感情抚慰的交换和流转是一种帮助我们面对死亡和获得幸福的力量。

6.《永远有多远》

作者：（德）凯·吕夫特内尔

绘图：（德）卡提亚·盖尔曼

《永远有多远》是一本适合5—7岁孩子阅读的绘本，它描述了小埃贡在爸爸去世后，如何和妈妈一起走出阴影，接受爸爸死亡并拥抱新生活的故事。小埃贡的爸爸去世了，妈妈告诉他，这代表着爸爸永远离开了他们。永远是什么呢？小埃贡不理解。但是他知道，爸爸去世之后，自己很悲伤，也不知道要用多长的时间才能缓解自己的情绪。妈妈告诉他，逝去的日子不会再来，悲伤的情绪总会过去。在爸爸死亡后体会到的这些悲伤情绪需要用时间来表达、缓和和接受。最终，小埃贡和妈妈互相陪伴，度过了悲伤的日子，并放飞了爸爸去世前给小埃贡做的红风筝。借助这个红风筝，小埃贡最终说出了那句话："爸爸，我永远爱你。"此刻，他真正接受了爸爸死亡的事实，理解了永远的含义，自己也收获了成长。

《永远有多远》是一本指引孩子们理解亲人去世后自己的悲伤情绪反应的绘本，它用生动的语言和精致的插画表述了在亲人死亡后，我们需要一些时间来接受自己的悲伤情绪，并体会到爱与永远。它巧妙地解释了死亡，也更好地引导孩子们理解死亡。

7.《狐狸树》

作者／绘图：（德）布丽塔·泰肯特拉普

《狐狸树》通过描述一只狐狸的死亡和它的朋友的怀念，告诉孩子们关于死亡、生命和回忆的动人故事。在一片雪地中，一只狐狸正静静地躺着，它觉得自己已经很老、很累了，所以它最后看了一眼它热爱的森林，永远地闭上了眼睛。随着时间的流逝，狐狸生前的朋友都围绕在它的身边，悲伤的情绪笼罩在大家的心头。这时，猫头鹰突然开始回忆狐狸与它在森林中度过的美好时光。接着，老鼠也开始回忆它们一起看过的夕阳。所有的小动物都笑了，它们都想起了自己与狐狸一起度过的开心时光。就在它们回忆的过程中，一棵橘红色的小草悄悄地生长出来，在回忆的滋养中，它长得越来越高，越来越壮。太阳升起了，狐狸死去的地方长出了一棵橘红的树。小动物们明白了，狐狸并没有离开它们，而是换了一种方式在继续地陪伴着它的朋友们。

《狐狸树》这个故事能帮助孩子们理解，面对死亡时，我们可以用什么办法度过悲伤的时期。也可以让孩子们明白，只要回忆起爱的人，回想起那些快乐幸福的时光，我们爱的人就会一直陪伴着我们，死亡，只是换了一种陪伴方式。

8.《我等待》

作者：（德）大卫德·卡利文

绘图：（法）塞吉·布罗什

《我等待》是一本没有年龄限制的绘本，它不仅适合孩子们阅读，也适合成年人阅读。《我等待》用信封的形式，用一根红线串起了一个人的人生。从牙牙学语的小孩，再到满鬓霜白的老人，贯穿始终的是"等待"二字。在他的人生中，他等待自己快快长大，等待母亲睡前的亲吻，等待母亲亲手做的蛋糕，等待下一个春天的来临……一根红线串起了一个人的一生，24种不同的等待还伴随着24种不同的心情。

这本书不是简单的死亡教育，它还引领孩子和我们思考生的含义，并回忆和感恩人生中的幸福与遗憾。死亡教育不仅仅指向死亡，对生的理解也能帮助孩子进一步了解死亡的含义。这本书还指引我们审视与家人的关系，从多角度给孩子提供思考和想象的空间，帮助他们对生命有更多、更深的思考。

9.《祝你生日快乐》

作者：方素珍

绘图：仉桂芳

《祝你生日快乐》是一本关怀生命的绘本。小姐姐因为身患癌症需要化疗，所有的头发都掉光了，所以她必须戴着帽子。有一天，一阵风吹过，将小姐姐的帽子吹跑了，小丁子骑着脚踏车出现了，并把帽子追了回来，由此认识了小姐姐。后来，他们一起数花瓣，一起聊天，成为很好的朋友。之后，小姐姐拿出一把"开心锁"，她告诉小丁子，在她生日的时候他们一起庆祝，到时候再一起打开这个"开心锁"。小姐姐的生日到了，但是小姐姐住院去了，她不能和小丁子一起庆祝生日了。即使这样，小丁子还是为小姐姐做了一个蛋糕，并为她许了一个愿。

《祝你生日快乐》到最后都没有告诉读者，小姐姐到底是去世了还是坚强地活了下来。但是它告诉孩子们，当亲人或朋友遭遇人生变故时，我们该如何理解和接受，并感受生命给我们带来的礼物。这个故事没有直面死亡的情节，处处透露着生的温馨，却能教会孩子们尊重生命，热爱生命。正如导读所说："病痛和死亡都是可以变成美丽人生的一种体验，也可以让人生更加丰富多彩，关键是怎么去面对。生命有长度，也有深度，一个人真正拥有的生命应该是长度和深度的乘积。……不管现实中有多少苦难，当我们以欣赏生命之美好、体悟生命之乐趣、磨炼生命之魅力的态度去面对人生的苦难时，那么，苦的也能变甜。"

10.《世界上最棒的葬礼》

作者：乌尔夫·尼尔森

绘图：艾娃·艾瑞克森

《世界上最棒的葬礼》是一本通过孩子的视角，用轻松的方式帮助孩子理解死亡的绘本。在一个无聊的夏日，三个小朋友相约成立一个"葬礼公司"。他们一个负责挖坟墓，一个负责念诗，一个则负责在葬礼上哭。一开始，他们埋葬了小野蜂、小地鼠，后来，他们开始帮助邻居小女孩埋葬她心爱的宠物，小朋友们幼稚却认真地做着葬礼上应该做的所有的事。在这个过程中，他们还埋葬了公鸡、冰箱里的鱼、刺猬和小兔子，直到最后亲眼目睹一只乌鸦的死亡，他们流下了真诚的泪水，告别了这只乌鸦，完成了葬礼。

《世界上最棒的葬礼》从孩子们天马行空的想法出发，再到他们煞有其事地举办葬礼，最后到他们亲身接触死亡，真正理解死亡和葬礼的含义。这个过程以诙谐的方式步步推进，慢慢地帮助孩子们理解死亡的含义。同时，书中简短的小诗也巧妙地讲述了一个生命的消逝意味着什么，用多样化的方式帮助孩子们理解死亡和生命的离去。伴随着故事中小朋友们的成长，他们也迎来了自己的成长。

鼓励交流，引导儿童接受死亡

由于身心发展水平的限制，对儿童来讲，从理解死亡到接受亲人死亡的事实，依旧是一个巨大的挑战。此时，成人的引导和鼓励更加重要。我们不仅要引导儿童接受亲人死亡的事实，还要启发他们思考亲人的死亡意味着什么，并最终学会承受和合理发泄由此带来的情感痛苦。

首先，由于儿童不知道怎样合理地表达和宣泄情绪，他们可能会认为，自己的处境永远不会改善，从而感到不知所措和绝望。因此，鼓励儿童与人交流，使他们有合理宣泄情绪的渠道，是必不可少的。在这个阶段，倾听很重要。[1] 不管是亲人还是老师、咨询师，都可以向儿童表达

---

[1] Heath, M. A., Leavy, D., Hansen, K., Ryan, K., Lawrence, L., & Gerritsen Sonntag, A. (2008). Coping with grief: Guidelines and resources for assisting children. *Intervention in School and Clinic, 43* (5), 259–269.

自己对他们的支持,这将有助于建立与丧亲儿童的沟通关系。我们还可以告诉儿童:"我需要你的帮助,才能更好地理解你的感受和想法。"这样可以鼓励儿童说出内心的感受。我们也可以从他们的情感表达和肢体语言中获取更多的信息,以帮助我们了解孩子在这一阶段的哀伤反应是恰当的,还是需要我们引导的。当然,对部分儿童来说,坐下来谈论他们的悲伤、忧虑或恐惧可能比较困难,这个时候不用强迫他们与人沟通,可以提供一些其他的选择,例如画画、涂鸦或写作,这些方式也能帮助他们宣泄和表达自己的情绪。不愿交流的孩子能够感受到我们的尊重,这对他们来说很重要。也就是说,当孩子不愿交流的时候,我们只需简单地提供其他选择,并向他们表示我们时刻准备好与他们沟通,愿意以一种舒适的、他们可以接受的方式来帮助他们,就可以满足儿童初步的需求了。

其次,我们可以通过引导儿童承认逝去的亲人在自己的生活和家庭中所起的作用,帮助他们认识到亲人去世带来的环境及家庭角色的变化,从现实的角度接受亲人现在已不在人世这个事实。在这个过程中,我们要鼓励儿童,并给予他们充分的机会和环境去表达体会到的情绪。儿童可能无法主动、有条理地梳理变化,我们可以通过提问来帮助他们思考,例如:"你觉得以后的生活会发生什么样的变化?"还可以在儿童情绪稳定的时候,通过填写一张"现在与未来"的角色及任务对比表格,启发他们多方面、多角度地思考。只有这样,他们才能更好地明白自己未来会面对怎样的生活,才能做好迎接变化的准备。当孩子能有条理地回答类似的问题,将想象的情境越来越具体化和现实化时,就说明他们已经对亲人逝去后的生活有了基本的认知;当我们发现孩子可以用过去的口吻回忆逝者，承认回忆时会伴随着痛苦，但不会再回避时，就说明他们已经基本接受逝者离开的事实了。

总的来说，这个阶段是具有挑战性的。孩子的年龄越小，引导他们接受死亡的过程就越缓慢。我们要不断地努力和积极地引导，要相信，只要持之以恒，和孩子一起努力，是可以达到让孩子平缓地接受亲人逝去的目的的。

告别仪式，与孩子一起拥抱未来

不管是成人还是儿童，当我们面对至亲去世时，我们的悲伤中其实包含着很多的爱，包含着对逝者的不舍和思念。因此，一个表达悲伤和怀念的告别仪式是很重要的。告别仪式不仅能帮助我们释放情绪，而且是构建意义的有效手段，对儿童来说更是这样。儿童的抽象思维发展还未成熟，仪式能帮助儿童找到一个合适的客体，妥善地存放自己对逝者的感情和留下的遗憾。

当儿童已接受丧亲这一事实后，我们可以在能力范围内和他们一起举办一个简单或隆重的仪式，正式和亲人告别。首先，孩子可能无法具体表述自己对逝者的感情，我们可以让他们选择在他们心里最能代表逝者的一件或几件物品，以此寄托情感。同时听取孩子的意见，布置告别仪式的场地。其次，可以引导孩子在仪式上表达自己的悲伤、思念和遗憾，将所有未与逝者一起完成的计划或情感暂时画上一个句号。再次，由于至亲逝去带来的痛苦是巨大的，在孩子认知能力没有发展成熟的情况下，孩子可能会在告别仪式上出现自责的情绪，我们还需要引导孩子正确认识这种情绪，引导他们发现，实际上他们是在对自己愤怒，并怨恨自己面对死亡时的无能为力。孩子需要了解，每个人都不是

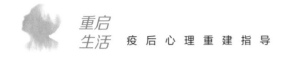

全能的，没有办法完全左右任何一个人的生命，亲人的离开，绝不是因为孩子犯了错误。最后，可以引导孩子思考一个问题："如果亲人还在世，你觉得亲人希望你过怎样的生活？"通过这个问题，孩子可以再次回忆亲人对他们的爱，也能再次在爱的力量下接受亲人已去世的现实。我们需要告诉孩子，亲人虽然离开了，但他们给予的爱和帮助是不会随着时间消失的。当我们完成以上步骤后，一个简单的告别仪式就完成了。这样一个告别仪式并不是为了让孩子忘却逝去的亲人，而是让他们再次体会亲人的爱，合理地表达悲伤和思念，并最终珍藏这份爱，重新拥抱生活。

后疫情时代的挑战是艰巨的，儿童的哀伤心理重建也充满挑战。儿童是世界的希望与未来，让他们健康快乐地成长是我们共同的希望。疫情无情，人间有情，让我们用科学、合理的方式，帮助并引导丧亲的孩子们走出悲伤，重新拥抱美好的生活。

本章作者

伤逝之痛：丧亲与哀伤反应	周天爽　崔丽娟
好好活着：哀伤心理重建	周天爽　崔丽娟
儿童的丧亲与哀伤反应	刘欣怡　崔丽娟
好好成长：儿童的哀伤心理重建	刘欣怡　崔丽娟

第二部分

审视之眼：
大众心态调
整及决策体
系优化

第六章　疫后大众社会心态的调整

疫情下，整个社会被紧张和焦虑的气氛笼罩着，民众的心态经历了动态变化。众多新闻事件使民众的心情起起伏伏，难以平复，数月间累积起来的社会情绪不容小觑，需要及时有效地回应民众的情感诉求，积极疏导负面情绪，才能促进社会的和谐与稳定。

守望相助的命运共同体：疫情中的医患信任及其引导

春暖花开，随着疫情进入缓和阶段，一切都在向好的方向发展，医患关系似乎也是如此。

时间倒退数月，2019 年 12 月，民航总医院急诊科副主任医师杨文在正常诊疗中遭到一位患者家属的恶性伤害，不幸去世。2020 年 1 月，首都医科大学附属北京朝阳医院医生陶勇在诊疗时被一名男子用菜刀追砍，之后曾命悬一线。虽然恶性袭医事件是偶发的，但它反映了医患关系紧张的现状。疫情结束后，医患关系回暖或许是医患关系缓和的一个契机。我们需要思考：如何保持这一趋势，实现医患关系长期良性发展？

疫情之下，是什么促进了医患关系的转变？

首先，医患信任是特定情境下的产物。随着新媒体的崛起，媒体在塑造和构建医患关系方面所起的作用日益突出。为了体现新闻价值，迎合大众心理，媒体在报道时往往是有偏好的，这导致大众对医患关系的认知受媒体偏好的影响而逐渐固化，形成刻板印象（stereotype）。以往对负面的医患关系的报道有不少，例如 2009—2019 年，仅暴力伤医的报道就有 300 多起，消极刻板印象被强化，导致患者在诊疗过程中猜疑医生，避免与医生沟通，甚至在情感上与医生对抗，使得原本紧张的医患关系雪上加霜。而在疫情期间，媒体大力报道正面的医患关系，这一转变使得原有的消极刻板印象受到冲击。在全民舆论的助推下，医患关系由阴转晴是可以期待和预见的结果。

心理学人也全面参与抗击疫情，全国各地 24 小时心理援助热线为所有人筑起一道坚固的心理堤坝；社会心理学者深入探索和分析当前大众的心理状态和转变，为社会治理提供了思路和方向。从个体到整体，心理学的介入是医患关系回暖的强大助力。

其次，医患双方是影响医患信任的核心因素。医患信任最突出的问题是，医患双方存在认知隔阂。举例来说，对于医疗结果，患者通常将其视为医生的"承诺"，医生却将其视为一种"概率"。究其原因，信息不对称是关键所在——人们的认识建立在日常生活经验的基础上。[①]患者的医学知识是有限的，往往根据可获得的直接和间接线索对医疗

---

① Vosniadou，S.，& Brewer，W. F.（1992）. Mental models of the earth: A study of conceptual change in childhood. *Cognitive Psychology, 24*（4），535–585.

行为和结果进行分析与判断，倾向于情境性认知。[①] 而医生长期钻研医学知识，进行专业实践，对医疗行为和结果的认识高度理性化，倾向于避免个体化与情绪化。[②] 这两者是相悖的，存在认知差异。

到目前为止，大家对新冠病毒的了解还是模糊的——病毒的源头至今没有定论，该如何治疗仍在探索中……可以说，一切都是未知的，而这种未知是医患双方都接受的。医生了解患者的痛苦——活下去是患者最赤诚的愿望；患者也了解医生的痛苦——面对未知的迷茫和探求无果的无助。从这点来看，医患双方的认知不同于以往，是高度统一的。虽然信息有限，但患者获取新冠病毒相关知识的途径是便捷和多元的。患者会主动了解相关知识，这是出于本能，也是怀抱着希望，正因如此，医患之间的认知差距无形中缩小了。

再次，在复杂和不确定的医疗活动中，医生的可信度在很大程度上影响医患信任水平。可信度是个体在社会交往过程中给他人留下的可信赖程度的印象，由被信任方的某些特征决定，是建立和发展信任的重要启动因子。[③] 医生的可信度主要通过医技和医德来展现。医技有客观

---

① Kraus, M. W., Piff, P. K., Mendoza-Denton, R., Rheinschmidt, M. L., & Keltner, D. (2012). Social class, solipsism, and contextualism: How the rich are different from the poor. *Psychological Review, 119* (3), 546.

② Kim, K., & Lee, Y. M. (2018). Understanding uncertainty in medicine: Concepts and implications in medical education. *Korean Journal of Medical Education, 30* (3), 181-188.

③ Colquitt, J. A., Scott, B. A., & LePine, J. A. (2007). Trust, trustworthiness, and trust propensity: A meta-analytic test of their unique relationships with risk taking and job performance. *Journal of Applied Psychology, 92* (4), 909.

的标准，医德则需要主观评判。生命的意义如此厚重，无论怎样全力以赴都不为过。医者仁心，悬壶济世，医生担此重任，生而为人，生而为众生。他们在困苦的时刻选择"逆行"，在黑暗的时刻选择探索，保持善良、无畏、坚持，这一切都将被看见和铭记。

最后，医生和患者成为拥有一致目标的命运共同体。逐渐趋近的思维方式是医患关系好转的驱动力，双向共情又促进了医患关系的健康发展。

医患关系如何摆脱"疫情限定"？

第一，切忌对自持观点的盲目自信。

人往往对自持观点有盲目的自信。患者常常主观地将医生为作出准确判断而进行的医疗行为定义为过度治疗，这是很危险的。[1]当出现不确定的医疗现象和未知的结果时，患者的观点会带有强烈的主观色彩，也更加情绪化。这就能够解释为什么出现小概率结果时，患者会"一触即发"，无法理智地看待医疗过程。

可以确定的是，对于人体的奥秘，人类所掌握的不过是冰山一角。不能把医生看作是无所不知的，毕竟即便是一开始看似平常无奇的发烧与咳嗽，也可能是让整个社会停摆的新冠肺炎症状。医生和患者一样，也在探求答案，而这个答案有无数种可能。但需要注意的是，承认未知不等于承认无知，更不等于一无所知。作为对抗疾病的主角，患者应该积极汲取专业知识，主动趋近医生的思维。这样，双方才能达成共识。

第二，确信医生的正直和善良。

---

[1] He, J. W. (2014). The doctor-patient relationship, defensive medicine and over-prescription in Chinese public hospitals: Evidence from a cross-sectional survey in Shenzhen city. *Social Science & Medicine*, *123*, 64-71.

不管是受负面报道的影响，还是曾经有过不愉快的就医经历，请确信，医生是正直和善良的。伤害医生，最终伤害的是患者。在袭医的瞬间，受伤害的不仅仅是医生，还有整个社会。根据国家医学考试网的数据，自2017年以来，中国医疗执照报考人数每年下降约6万人。同时，医学专业正在降低录取标准，试图吸引更多的学生。我们可能忘了培养一个医生有多么难，但我们怎能忘记每一个被医生照亮的时刻？"为众人抱薪者，不可使其冻毙于风雪。"医生的能力如何，自有专业的评判，我们能做的就是确信医生的正直和善良，不要让医生的满腔热血变冷。

第三，警惕将医生"神化"。

对于医患关系这个问题，批评往往多于褒奖，而有些褒奖的报道给医生贴上了"妙手回春""华佗再世""药到病除"等标签，无形中助长了人们不断提高对医生的期待。医生是持"有限责任意识"的，这是一种自我保护，也是事实，但过高的、不切实际的期待使患者形成了一种医生有责任为患者的健康负责的"无限责任意识"。冲突之下，双方关系变得紧张。所以，我们不应该将医生"神化"，尤其在疫情期间，更应谨慎。这世间本没有英雄，不过是有人在负重前行。

为社会稳定打"预防针"：疫情中的愤怒情绪及其引导

一场疫情把所有人联系在一起。疫情不仅打乱了民众正常的工作和生活，而且对民众的心理和行为产生了很大影响。华东师范大学社会心理学团队对上海民众开展的社会心态调查显示，虽然疫情中上海市民的整体情绪比较平稳，但仍有70%的民众表达了不同程度的"担忧"，58% 的民众表达了不同程度的"愤怒"。随着疫情的延续，管控力度的加大，民众生活受到的影响越来越大。经济的压力、对未来的迷茫与无法改变的现状，都可能使民众的情绪从忧虑变为愤怒。社会心理学的研究表明，愤怒是引发抗议等反社会规范类集体行动的直接导火索。因此，关注并引导疫情过程中的愤怒情绪，不但对构建积极的社会心态有重要作用，而且能够促进整个社会的稳定和和谐。

疫情冲击下民众愤怒情绪的变化

在疫情初始阶段，人们最关心的莫过于新冠病毒的来源。中国疾病预防控制中心明确指出，新冠病毒来源于野生动物。于是，"武汉人吃野味引起新冠肺炎，太可恶了"之类的言论在网上扩散，愤怒情绪逐渐在社会上蔓延。民众对此感到愤怒，一方面是因为这使自己和家人处于危及生命的风险中，另一方面是因为道德信念受到严重侵犯。道德信念是强烈而绝对的道德态度。[①] 例如，"人类应与野生动物和谐相处"就是一种坚定的、不容侵犯的道德信念。当个体的道德信念受到侵犯时，个体会对违背道德信念者产生强烈的愤怒情绪，并试图惩罚和排斥他们，以捍卫自己的信念。[②] 人们愤怒，充满敌意，于是开始网络攻击，以此宣泄愤怒，导致许多武汉人乃至湖北人因此遭到歧视和被污名化。

在疫情发展阶段，民众对社会信息的关注度比以往高。尤其是居

---

① Skitka，L. J.，Bauman，C. W.，& Mullen，E.（2008）．Morality and justice: An expanded theoretical perspective and empirical review. *Advances in Group Processes*，*25*，1–27.

② Skitka，L. J.，Bauman，C. W.，& Sargis，E. G.（2005）．Moral conviction: Another contributor to attitude strength or something more? *Journal of Personality and Social Psychology*，*88*（6），895–917.

家抗疫期间，人们更是拿着"放大镜"看与疫情相关的新闻。"武汉红十字会医疗物资分配不均""荷兰电台借疫情播放辱华歌曲""海外留学生因疫情遭受歧视"……这些新闻虽未直接触及普通民众的个人利益，但激发的民众的愤怒情绪很强烈。一方面是由于道德信念受到侵犯，另一方面是由于这些信息对民众产生了消极影响，让民众体验到群体的愤怒情绪。群体情绪不同于个体情绪，是指个人对那些没有直接影响自身，但影响群体或其他群体成员的事件所产生的强烈的情绪反应。群体情绪更强调的是一种在群体中产生的情绪感受。从 2003 年的"非典"疫情，到今天的新冠肺炎疫情，在每次大灾难面前，中国人民都会形成命运共同体、责任共同体。此时，民众对国家的认同感增强。在这种情况下，对于负面信息，群体水平的愤怒情绪就会更加强烈。

现在，全国疫情已经缓和，但值得注意的是，受新冠病毒的影响，国家经济承受着巨大的压力，生活开始无情地考验劳动者。郭永玉主持的人格与社会心理研究课题组进行的一项社会心理调查发现，在疫情发展过程中，人们对生命安全的威胁感知在降低，但对生活质量下降和个人经济损失增加的感知在上升。疫情尚未彻底结束，人们的心态就已经渐渐由生命焦虑转为生存焦虑。

受疫情影响，知名信息工程培训学校"兄弟连教育"在北京市的教学区终止招生，解散了所有员工；餐饮巨头西贝餐饮集团董事长表示，全国有 2 万多名员工待业，即便贷款发工资，也撑不过 3 个月；许多中小企业面临因现金流断裂而倒闭的风险。

对于很多收入不稳定和薪水微薄的群体，如农民工、养殖户，经济压力更是难以承受。失去收入来源，很多人"上有老，下有小"，如果加上车贷与房贷，会面临很大的生活困难，不堪重负。面临失业风险的劳动者群体成为疫情冲击下的"临时弱势群体"。[①]

　　相对剥夺理论（relative deprivation theory，简称 RDT）提出，当个体觉得自身或所在群体的地位和利益被相对剥夺时，会产生愤怒情绪，进而会采取手段改变所处环境。[②] 例如，疫情给旅游业造成的损失远远高于互联网行业，因此旅游从业者在社会比较的过程中可能会体验到相对剥夺感，进而感到不满和愤怒。不公平感也是民众愤怒情绪的诱发因素。湖北省官方发布的"一线医护人员子女中考加 10 分"的消息引发热议，有民众表示不满。奖励一线医护人员，这并没有异议，但采用加分的方式破坏了教育公平，对其他考生、其他医护工作者不公平。因此，疫情缓和阶段应关注民众的生活处境，重视其情绪变化，警惕因各种因素引发民众的愤怒情绪。

　　从疫情出现至今，民众的愤怒情绪经历了一定的波动。愤怒对象、愤怒缘由及对社会的影响均发生了变化。在疫情初始阶段和疫情发展阶段，民众的愤怒情绪与道德信念息息相关。道德上的愤慨是指因为违背道德信念而产生的不满，它使人们感到重要的道德原则和价值观受到损害。在这种情况下，群际冲突可以被视为原则冲突。而在疫情缓和阶段，民众的直接利益受到损害，愤怒情绪主要源于相对剥夺感和不公平感。在这种情况下，群际冲突可以被视为利益冲突。在集体行动的背景

---

① 彭泗清．北大光华彭泗清：关注疫情冲击下涌现的新弱势群体．*新京报*，2020-02-07.

② Walker, I., & Smith, H. J.（Eds.）.（2002）. *Relative deprivation: Specification, development, and integration*. Cambridge, U.K.: Cambridge University Press.

下，区分原则冲突和利益冲突十分重要。原则冲突更多地使人们表达自己的观点和情绪，利益冲突则更多地使人们用工具来实现改变现状的目的。因此，与疫情初始阶段和疫情发展阶段相比，在疫情缓和阶段要警惕在愤怒情绪助推下，公共卫生事件向政治事件转化的风险。

如何为社会稳定打"预防针"？

第一，国家扶持，出台相应政策。在突发性危机出现时，国家应及时有效地回应民众的诉求，切实从减轻民众压力，维护民众利益的角度出发，出台相应扶持政策。例如，为中小型企业增加信贷，减免税金和租金，减免企业社会保险费等。

第二，舆论引导，积极传播正能量。民众情绪与大众传媒关系甚密，媒体要正面宣传，引导民众科学、正确地认识疫情和由此带来的社会问题。人们愿意相信能代表自身利益的人，在发布政策文件时，可以邀请行业权威结合现状进行政策解读，以确保民众更快、更准地接收和理解相关信息，捕捉行业发展信号，重拾希望。

第三，重视民意，建立愤怒"减压阀"。一方面，需要认真对待民众的愤怒情绪，从社会治理层面找到愤怒的根源，并以此为契机，加快机构自身改革，提升治理能力，营造更开放、更健康的社会治理环境和国家建设氛围；另一方面，要建立有效的愤怒"减压阀"机制，积极引导，缓解愤怒情绪，同样营造更开放、更健康的舆论环境。

第四，营造积极心态，重拾信心与希望。疫情之下，没有人能独善其身，疫情给我们的生活造成了巨大影响。然而，我们也可以换个角度来看。情绪评价理论提出，相似的事件可能会引起个体不同的情绪反应，这取决于个体的主观评估。"你怎么看这件事，你的情绪就是怎样的",所以不妨抱着积极的心态,重新看待疫情。居家隔离的生活让人们有更多的时间陪伴家人,弥补因为繁忙的工作和快节奏的生活而造成的情感交流的疏忽,更关心家人的健康,感受家庭的温暖。乐观看待世界,相信国家的力量,这场战"疫"终将胜利,生活终将回归正常。

疫情过后,政府的公信力何去何从?

新冠肺炎是继 2003 年"非典"肺炎之后,对我国公共卫生应急响应能力和国家治理水平的又一次重大考验。社会调查显示,在本次疫情中,民众对中央政府的信任水平较高,对地方政府的信任水平显著低于对中央政府的信任水平。[①] 地方政府在疫情发展和防控过程中的工作欠缺是导致民众信任水平低的主要原因。

首先,疫情暴发初期信息披露不够及时、准确,贻误了发出预警和防范的最佳时机,弱化了官方信任的基础。其次,在防控疫情工作中,个别地方政府官员分不清公权力与私权力的边界,作出了不当的防疫行为。例如,破坏娱乐设施甚至伤人,将私人宠物打死活埋,征用宿舍时随意丢弃私人物品等。再次,在防控疫情工作中,一些地方政府官员的不当行为极大地损害了人民公仆的形象。例如,不了解疫情情况和定点医院的收治能力、具体床位数量,防控不力,甚至临阵逃脱,出国躲避疫情。"其身正,不令而行;其身不正,虽令不从。"这些不当行为反映了部分地方政府官员执政能力不足,无视民众的合法权益,不把群

---

① 郭永玉,等.(出版中). *抗疫:社会心理学的省思*.北京:北京师范大学出版社.

众利益放在首位，降低了群众对政府的信任。

"水能载舟，亦能覆舟"

古人用"水舟关系"形象地描述官民关系的重要性，民众对政府的信任水平会影响民众与政府的关系。民众信任政府，就会期待建立良好的社会秩序，认同政府的合法性。[1] 民众不信任政府，就会影响社会秩序的平稳运行，就会不断积聚负能量和反效应。"塔西佗陷阱"就说明了政府公信力丧失的后果。如果一个政府失去了民众的信任，那么无论它做什么，无论在治国理政中采取什么政策，其动机和目的都会受到公众的质疑。[2] 从历史发展的长河来看，民众的情感就是"势"，治国理政要充分考虑民众的"心"，密切关注"民心向背"。尤其是在互联网时代，新媒体为个人情绪、群体心理和社会心态的表达提供了全新的可能，网民的社会心态成为民众信任水平的"指示器"。因此，应对重大公共危机事件，要把握民众社会心态的动态变化，获取民众的信任，防止陷入"塔西佗陷阱"的沉疴。

公共危机面前，民众为什么不信任地方政府？

理论上，民众应该对中央政府和地方政府有很高的信任度。但实际上，民众对政府的信任存在"央强地弱"的层级差异现象。

宏观上，出现这种差异的原因有二：其一，中央政府与地方政府拥有的资源存在很大差异，中央政府具备地方政府所不具备的政治、经济

---

[1] 高学德，翟学伟．（2013）．政府信任的城乡比较．*社会学研究*，2，5–31+246.

[2] 徐大超．（2015）．地方政府公共行政中的"塔西佗陷阱"探析．*北京电子科技学院学报*，23（3），28–33.

和社会资源，可通过发放社会福利等措施提升民众的信任水平，而地方政府作为中央政策的具体执行者，拥有的资源少，对民众的利益诉求往往有心无力，民众体验到的"剥夺感"更多，会降低对地方政府的信任；其二，民众与地方政府广泛接触，容易发生令民众不满意的事，进而对地方政府形成偏见，心理上更倾向于向上级政府表达诉求。

　　微观上，民众对地方政府信任感的下降还有以下几个原因：（1）民众"心理上的控制感"未能得到满足。控制感是人类基本的心理需求之一，补偿性控制理论（compensatory control theory）认为，民众会通过外在制度（如政府）能够控制事物的信心来补偿自身控制感的缺失。[1] 面对陌生而复杂的疫情，当控制疫情的需求不能满足时，民众的控制感会下降。为了补偿控制感的"缺口"，民众会希望并相信政府能够尽快发现疫情发展的规律，并将疫情纳入可控可测的范围。但在疫情暴发初期，某些地方政府反应迟缓，管控不力，未能给民众提供安全稳定的外部秩序，导致疫情蔓延，这不符合民众期望的高效的能力型政府的形象，从而消耗了过多的公信力，降低了民众对地方政府的信任。（2）民众感受不到地方政府的关怀和慰藉。系统合理化理论（system justification theory）提出，当人们所处的环境受到威胁时，会自动认为现存制度的运行是合理的。[2]

---

[1] Kay, A. C., Gaucher, D., Napier, J. L., Callan, M. J., & Laurin, K.（2008）. God and the government: Testing a compensatory control mechanism for the support of external systems. *Journal of Personality and Social Psychology, 95*, 18–35.

[2] Jost, J. T., & Banaji, M. R.（2011）. The role of stereotyping in system-justification and the production of false consciousness. *British Journal of Social Psychology, 33*（1）, 1–27.

民众能够理解为防止疫情扩散，维护社会稳定而采取的隔离措施，但同时，中国社会是注重人情的社会，国家不只是权力机器，还承载了民众的情感和道德认同。如前所述，一些地方政府官员"暴力防疫"，不尊重民众合法权益的行为，让民众感到缺少人文关怀，引起普遍抱怨，进而导致地方政府面临一定的信任危机。（3）注意偏差使民众对地方政府产生偏见。消极信息比积极信息更能引起人们的注意，且民众更容易将模糊不清的信息解读为消极信息。这种注意偏差使人们意识到环境中的潜在威胁，被无所不在的不确定感淹没。面对突如其来的疫情，人们急于寻找罪魁祸首，地方政府的决策不当便成为民众主动搜寻和关注的焦点，地方政府采取的积极行动却被忽略了，民众在主观上将地方政府的失误扩大为地方政府不作为的大问题。（4）网络媒体进一步延伸和泛化了民众对地方政府的不信任。互联网的崛起在使民众更快捷地获取信息的同时，也降低了民众的理性思考能力。[①] 网络媒体常常大肆渲染能激起民众情绪的事件，以吸引眼球，追求利益。此次疫情中，民众对疫情的认识大多基于二手或多手转载的网络信息，混淆了事实性信息和观点性信息，用片面事实质疑权威，造成公共舆论混乱，降低了对地方政府的信任水平。

如何重塑对政府的信任？

2019 年，全球最大的独立公关公司爱德曼（Edelman）发布《全球信任度调查报告》。报告显示，27 个主要国家的公众对政府、企业、媒体和非政府组织的信任中，对政府与媒体的信任度最低。面对民众

[①] Sparrow, B., Liu, J., & Wegner, D. M.（2011）. Google effects on memory: Cognitive consequences of having information at our fingertips. *Science, 333*（6043）, 776-778.

的不信任，政府到底该如何做？

地方政府应当注重增强治理能力，提高民众的信任度，规范治理行为，树立亲民、爱民的服务形象；要确保信息公开透明，及时回应民众关心的问题，保障信息的真实性和时效性，让民众知晓与自身利益息息相关的信息，防止无端臆测，从而提升政府的公信力；要注重情感策略在治理中的重要作用，为民众创造安全感，最大限度地还原公共意志，保障公共利益；要丰富服务类型，实施诸如"送温暖""对口支援"和"微笑服务"等暖心工程，提升民众在公共服务中的参与感，通过一些具体举措，增强政府与民众之间的情感联结，增强民众的社会认同感；要正视互联网的传播效应，把关信息传播，掌握舆论引导权和危机舆情监测，利用网络平台主动发声，做好正面宣传，壮大网上正能量，促进网络舆论健康发展。

媒体应当重视信息的客观性，确保信息真实和权威。要充分发挥自身力量，进行翔实报道，帮助民众了解事实，引导舆论，提升民众对政府的满意度。对疫情的报道应当真实、客观，既不传递盲目乐观的信号，也要避免引起民众恐慌。

民众应当有意识地与负面消息保持距离，不成为负面消息的传播源，谨慎转发负面信息。应该多关注官方发布的信息，作全面了解，对危机（如病毒及其传染性）有正确的认识，自觉配合政府的措施，不信谣，不传谣，理性思考。心理学家彭凯平说过："只要真相的复杂性超出了一些人的理解能力，阴谋论就永远有市场。"[1] 在危机中，民众应当主动学习新知识，理性判断不同观点，不被片面的信息误导。

---

[1] 杨杨 . (2014). 彭凯平专访：阴谋论为什么这么红? *新周刊*, 419, 62-65.

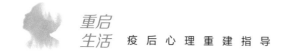

此外，政府应当开展全民科普教育，加强普及健康理念和传染病防控知识，提升民众的危机防范意识，提高民众的参与度，科学落实公共危机管理制度。

"自古皆有死，民无信不立。"对政府的信任是一种社会资源，对于促进社会稳定，保障民主发展具有重要意义。建构稳固的政府信任关系是一项系统工程，需要各方一起努力，转变观念，调整心态，共同建构稳固与和谐的信任关系。

疫情过后，如何重塑对慈善机构的信任？

自国内新冠肺炎疫情暴发以来，海内外华人团结一致，齐心协力，将护目镜、医用口罩等防护物资以爱心捐赠的方式发往武汉。但是，在几乎全球的口罩都运往武汉的情况下，武汉不少医院依然发出物资告急的信息。当时，疫情期间的捐赠物资必须通过武汉红十字会捐助，武汉红十字会接收了大量社会捐赠的物资，为何武汉的医院仍然物资告急？在网友的质疑声中，武汉红十字会公开了物资分配情况。细心的网友发现，物资告急的武汉协和医院仅领取了 3000 个口罩，另一家不接收发热病人的莆田系医院却领取了 16000 个口罩。此外，捐赠的口罩数与医院领取的也不匹配。随着事件发酵，央视新闻记者前往武汉红十字会仓库物资分发处了解情况，却遭到保安阻拦，甚至连 1200 万人正在收看的直播都被打断。与武汉红十字会引发众怒的做法形成鲜明对比的是，韩红慈善基金会在疫情期间不断更新捐款名单，及时向大众公布捐款资金流向以及物资情况，真正做到了"连一包方便面都可以公示"。

民众为何不再信任慈善机构？

华东师范大学社会心理学团队调查了疫情下的社会心态。调查显示，在诸多与疫情相关的组织和群体中，民众对红十字会的信任度最低，均值为 1.96（总分为 7）。是什么使包括红十字会在内的慈善机构失去了大众的信任？

第一，红十字会对政府依赖性强，拥有官办和民办的双重属性。[①]红十字会既是政府机构，又是慈善组织。尽管红十字会在性质上属于非营利组织，但它按政府机关行政序列定级，工作人员"参照公务员"编制，并享受了不少其他社会团体不能享受的特殊待遇，这在无形中与捐赠信息不透明、挥霍浪费等现象联系在一起。

第二，法律制度缺失。慈善事业健康发展的根本保障是慈善立法，慈善机构的责任、处理善款的方式、监管部门的设置等，都需要有相应的法律支持。我国在慈善立法方面仍存在诸多不足。在红十字会接收捐赠与发放善款的过程中存在这样一个问题，即善款由捐赠者捐出，红十字会的负责人由政府任命且首先对政府部门负责，这几乎不可避免地导致善款无法依照捐赠者的意愿发放。

第三，慈善信息披露不及时、不透明。慈善信息指与慈善活动相关的捐赠款物的募集、接收、使用和审计等信息。信息透明才能保障慈善机构正常、长久地运转。然而，在红十字会的官网上，仅能查到善款是否到账，无法查询后续流向。此次疫情期间，武汉红十字会公示善款之

---

① 杨洋 .（2013）. *社会转型期我国公募基金会信任危机研究* . 成都：西南交通大学 .

举更显得草率和敷衍。

第四，分配不公和程序不公。根据亚当斯的公平理论，不公平会导致愤怒，并降低大众对公权机构的信任程度。在武汉红十字会公示的捐赠物资去向中，承担抗疫工作的武汉协和医院领取的口罩数与根本不接收发热病人的莆田系医院差距甚大，反映了捐赠物资分配的严重不公平，引发了大众的愤怒，也严重损害了武汉红十字会的公信力。

第五，负面信息的影响。在网络时代，信息传播的速度前所未有之快。在印象形成的过程中，存在信念固着（belief perseverance）现象。信念固着是指人们一旦形成第一印象就难以改变，还会寻找更多理由来支持第一印象。不少人通过"郭美美炫富事件""武汉红十字会事件"等认识慈善机构，这种相对负面的形象无疑会让大众对慈善机构的信任度大打折扣，民众不仅会质疑慈善机构的公信力，而且会减少捐赠意愿。

如何重建民众对慈善机构的信任？

在市场和政府主导的利益分配方式失灵或失效的情况下，慈善机构主导的志愿性利益分配是实现资源理想分配的一种有效方式。[1] 然而，必须认识到，慈善事业是国家道德和社会伦理的底线。慈善事业一旦被亵渎或玩弄，国民诚信"肌理"必然会大面积"溃烂"。因此，提高慈善机构的公信力，重建大众对慈善机构的信任就显得尤为重要。

第一，提高慈善机构的信息透明程度。研究发现，通过传统媒体和新媒体发布慈善信息，都能对慈善机构的信任程度产生积极影响，并进

---

[1] 赵俊男.（2013）.*中国慈善事业治理研究*.长春：吉林大学.

一步促进捐赠行为，而新媒体的影响程度要高于传统媒体。[1]换句话说，慈善机构的信息透明程度越高，大众对慈善机构的信任度就越高，并更愿意作出捐赠行为。

因此，从慈善机构的角度，应提高信息的透明程度，便于大众了解善款去向。此外，有研究指出，财务收支信息也能够影响捐赠者的捐赠决策。[2]这意味着，慈善机构仅对政府报告的财务收支情况也可以向大众公开，通过提高信息的透明程度，来重建慈善机构的公信力。

第二，提高社会公平感与合作性。社会公平感是指基于客观公平的主观感知，包括分配公平（distributive justice）、程序公平（procedural justice）和互动公平（interactional justice）。[3]分配公平是个体对资源分配公平性的感知；程序公平是个体对决定结果的过程公平性的感知；互动公平是指个体在交往过程中对所受对待的公平性的感知。其中，分配公平和程序公平对社会公平感有显著影响。心理学研究发现，社会公平能够促进个体的有效合作。[4]以武汉红十字会事件为例，分配不公是引发众怒的一大原因。因此，慈善机构在日常运营中要确保分配程序和分配结果的公平性，以提高大众的社会公平感。

---

[1] 徐延辉，李志滨．（已录用，待出版）．个人捐赠何以可为：慈善信息与组织信任的作用机制研究．社会保障研究．

[2] 殷铭康，周咏梅．（2019）．慈善组织会计信息对个体捐赠者捐赠意愿的影响路径研究．财会通讯，27，7．

[3] Gollwitzer, M., & van Prooijen, J. W.（2016）. Psychology of justice. In *Handbook of social justice theory and research*（pp. 61–82）. New York: Springer.

[4] Tyler, T. R.（2012）. Justice and effective cooperation. *Social Justice Research, 25*（4）, 355–375.

　　此外，合作性也是影响信任水平的重要因素。研究发现，与对抗性相比，合作性能够显著提高大众对公权机构的信任水平。[①] 因此，加强社区合作性的建设将有利于提高大众对慈善机构的信任程度，帮助慈善机构重建公信力。

　　第三，鼓励企业和公民参与慈善事业。组织心理学研究发现，慈善捐赠与企业的短期绩效和长期绩效均存在正相关。[②] 企业可以根据自身的优势和特点，建立专业的公益组织，如建立公益仓库，实施公益项目，等等。

　　此外，要对企业和公民的慈善行为予以嘉奖，如捐款抵税、颁发荣誉证书，等等，并立为榜样。心理学的强化理论将正确反应后给予的奖励称为正强化，对企业和公民慈善行为的嘉奖就是对慈善行为的正强化，有利于提高正确反应（即慈善行为）在未来出现的频率。班杜拉（Albert Bandura）的社会学习理论认为，人们通过观察他人（榜样）表现出的行为及结果进行的学习是观察学习。将参与慈善事业的企业和公民树立为榜样，有助于其他企业和公民进行观察学习。

　　第四，升级社会治理体系，加强慈善机构与社会力量的合作。此次疫情期间，企业、公众热心参与援助，但慈善机构的低效分配让捐赠物资无法及时送至一线。慈善机构可以借助社会力量（如专业物流），与相关企业和机构合作，提高工作效率。

　　第五，建立明确、有效的问责机制。正如前文所言，红十字会的双重属性使得它在出现负面事件时，往往难以找到相应的问责对象，其背

① 陈少彬．（2014）．*城乡居民对公共机构的信任及影响因素分析*．厦门：厦门大学．

② 陆新新．（2017）．*慈善捐赠行为对企业绩效的影响研究*．秦皇岛：燕山大学．

后暴露的管理混乱问题，会进一步降低大众对慈善机构的信任水平。

关于问责机制的理论主要有两种：（1）委托代理理论。根据该理论，慈善机构接受了捐赠者的捐赠，就有义务向捐赠者说明捐赠物的去向。（2）利益相关者理论。该理论认为，非营利组织的收入来源于政府拨款、大众捐赠以及会员缴费，因此政府、大众和会员具有向非营利组织问责的权利。

不难发现，上述理论都提到，大众可以成为慈善机构的问责主体。因此，在慈善机构的日常运营中，应承认大众的问责权，建立明确的问责机制，当出现负面事件时，进行公开、公正的处置，避免出现"踢皮球"的现象。

第六，加强立法，强化对慈善机构的监管。加强对慈善机构的监管，首先要清楚慈善机构的管理体制，对参与管理的各个职能部门都进行有针对性的监管。其次，可以借助互联网技术，对慈善机构的善款支出、物资去向等信息进行全时、全链、全网、全方位的监管，最大限度地杜绝管理乱象，堵上人性黑洞。此外，为保障监管的顺利开展，还应从立法上明确监管机构的具体职责以及监管不当所需承担的责任和处罚。

公众监督是重建慈善机构公信力的一大要点。社会心理学研究发现，重建人际信任的创造性路径之一是赋权（empowerment）。赋权是指赋予个人或群体权利，使个人在与他人及环境的互动中获得更大空间，以提高个人控制生活的能力。[1] 赋权可以通过财富、民主权利、控

---

① 高学德 .（2016）. "复制"抑或"创造"：社会流动视角下我国人际信任重建的路径选择 . *社会科学, 6*, 71–83.

制能力等方式实现，它使个体较少依赖熟人，也不再将陌生人视为威胁。公众监督可以视为一种赋权。公众监督可以提高大众对慈善机构运营的控制能力，从而提高大众对慈善机构的信任度。公众去监督，政府及监管部门进一步核察公众监督的价值，并通过媒体予以公开，是对慈善机构最有力的监管方式之一。

疫情过后，如何重拾人际信任？

新冠病毒不仅威胁我们的身体健康，也威胁我们的社会关系：人与人之间出现了信任危机。这一次的突发疫情对人际信任造成了怎样的影响？

疫情对人际信任的影响

第一，不确定性：与信任"相生相克"。正是因为人际交往中存在不确定性——我们无法预知结果，信任才有了存在的必要。在我们给予他人信任的同时，我们也将自己置于不确定的风险当中——他人可能辜负我们的信任，让我们受到伤害。本次疫情给人际交往增加了新的不确定性——病毒携带者不确定。由于病毒的潜伏期长，我们不知道身边谁可能是病毒携带者，谁接触过病毒携带者。同学聚会，一群人全部确诊；亲友探望，一家人全部确诊……这使得人们的防备心理提升，不敢轻信任何人。本次疫情也放大或凸显了人性本身的不确定性，暴露出种种唯利是图的现象——医用口罩被炒到几十元一个，菜价上涨的同时还缺斤少两，骗子冒充慈善机构将老人捐给疫区的善款收入囊中。疫情中的这些现象动摇了人际信任，人们更加不愿意轻易给予他人信任。

第二，恐惧和愤怒是阻碍人际信任的一堵墙。突如其来的新冠病毒使整个社会笼罩着一种紧张和焦虑的气氛。面对疫情，人们变得烦躁和焦虑，表现出不同程度的紧张和恐惧，容易对与疫情相关的负面事件感到愤怒。人们隔离在家中，封闭的环境使得消极情绪增加，受群体效应的影响，这类情绪不停地在人群中传递。

心理学研究表明，情绪会影响人际信任。情绪分为积极情绪和消极情绪。积极情绪是指使人感到愉悦的情绪，如高兴；消极情绪是指不利于人体正常工作的情绪，如愤怒。国内外研究发现，不同的情绪会诱发不同程度的信任改变：积极情绪不仅有助于释放压力，还能促进人际信任，愤怒情绪则使人际信任降低。[1] 心理学研究发现，焦虑、抑郁、紧张等情绪会改变认知风格，进而影响人际信任。认知风格是了解和认识事物过程中表现出来的习惯化的行为模式。不同认知风格的人会随着情绪的变化作出不同的信任判断。[2] 研究者对认知风格进行了分类，将其分为场独立型和场依存型。场独立型个体更偏好自身内部的信息，

---

[1] Lerner, J. S., Han, S., & Keltner, D. (2007). Feelings and consumer decision making: Extending the appraisal-tendency framework. *Journal of Consumer Psychology, 17* (3), 158–168.

丁如一，王飞雪，牛端，李炳洁.（2014）.高确定性情绪（开心、愤怒）与低确定性情绪（悲伤）对信任的影响.*心理科学, 5*, 1092–1099.

Dunn, J. R., & Schweitzer, M. E. (2005). Feeling and believing: The influence of emotion on trust. *Journal of Personality and Social Psychology, 88* (5), 736.

[2] Witkin, H. A., Moore, C. A., Goodenough, D. R., & Cox, P. W. (1975). Field-dependent and field-independent cognitive styles and their educational implications. *ETS Research Report, 2*, 1–64.

不易受外界影响；场依存型个体更偏好外部的信息，易受外部信息（如他人的肢体表达和言语表达）的影响。在高兴的情绪下，场独立型个体的人际信任水平高于场依存型个体，而在愤怒的情绪下，情况与之相反。除此之外，情绪也是一种信息，可以为我们认知周围环境提供新的线索：积极情绪意味着环境是安全的，可以通过捷径快速地加工外在信息，从而增加人际信任；消极情绪则意味着环境是不安全的，会让个体感到存在潜在危险，从而降低人际信任。由疫情引发的恐惧、焦虑和担忧，使我们对自己和别人是否咳嗽和戴口罩都特别在意，很容易将身边发生的变化与病毒联系在一起，变得有些过度敏感。疫情期间发生了一些乌龙事件，其中一例是居民在家中咳嗽被邻居举报，警察、社区工作人员纷纷上门检查其健康状况，但事实是该居民因为在家中炒辣椒被呛得咳嗽不止。咳嗽唤起了邻居的恐惧和焦虑情绪，邻居觉察到环境中的危险信息，作出了不信任的判断。

第三，社会排斥对人际信任产生影响。社会排斥（social exclusion）是指被他人或团体排斥或拒绝，个人的归属需求和关系需求受到阻碍的现象。[1] 他人排斥会损害个体的自我控制能力，使个体体验到消极情绪，还会降低个体的自尊和归属感。受排斥的个体表现出更少的亲社会行为，更多地选择不信任他人。[2] 病毒暴发于武汉，人们

---

[1] Williams, K. D.（2007）. Ostracism. *Annual Review of Psychology, 58*（1）, 425–452.

[2] Twenge, J. M., Baumeister, R. F., DeWall, C. N. et al.（2007）. Social exclusion decreases prosocial behavior. *Journal of Personality and Social Psychology, 92*（1）, 56–66.

谈"鄂"色变，对武汉人横加指责，避之不及。那些病毒暴发前出游的武汉人，他们没有被感染，但是也受到了指责并被排斥。经历了这些的武汉人，对他人的人际信任一度降低。

第四，谣言对人际信任产生影响。在网络发达的现代社会，信息传递为谣言的散播提供了渠道。在疫情期间，谣言就像催化剂，加速了人际信任的瓦解。"震惊！某平台外卖小哥感染期间还在送外卖""快递员不戴口罩送货上门"，这类谣言给正处于信任危机中的人们一记重锤，人们对疫情期间坚守岗位的工作者的尊敬和感激，顿时变成恐惧和不信任。

信任，能缩短人与人之间的距离，能提升人的健康水平。在疫情面前，信任是对抗病毒的力量，是连接人心的纽带，是结束疫情的催化剂。只有增进人际信任，才能有效应对非常时期的困难挑战。

疫情下如何维护人际信任？

第一，要调节情绪。由于新冠病毒的传染性强，潜伏期长，面对病毒，我们往往会产生恐惧、焦虑等负面情绪。当出现负面情绪时，可以深呼吸和冥想，听轻音乐，保持心理上的平静；当出现较多负面情绪时，应合理宣泄情绪，向他人倾诉。居家隔离时，要规范生活作息，饮食清淡，适当运动，保持积极情绪。

第二，要建立理性认知，即理性认识疫情本身和疫情带来的人际问题。关注疫情信息时应多关注官方信息和权威信息，同时对一些负面信息保持一定的警惕性。不信谣，不传谣，正确解读网络上的各类信息。当身边出现疑似症状者时，理性分析可能的情况，确认感染病毒的可能性，再采取具体措施，将病毒对人际信任的危害降到最低。

第三，要减少社会排斥。不是所有武汉人都是病毒携带者，要避免社会排斥造成人际不信任；给身处异地的武汉人积极的情绪反馈和情感支持，让他们在异地也能感受到家的温暖，鼓励他们渡过难关；给予疫区感染者关怀和帮助，在疫情面前互信互助。

我们始终相信人性本善，人与人之间的信任根植在每个人的内心。在疫情面前，病毒伤害的是人的身体，考验的是人际信任。

疫情后如何重建人际信任？

第一，建立合理信念。疫情期间，不少人有过被骗的经历，比如买到假口罩，遇到打着慈善基金会牌子的诈骗团伙等，这些消极事件对我们的信念产生了极大的影响，甚至会产生"所有人都是骗子""全世界都不值得信任"这样的不合理信念。但是，这样的消极事件只是个例，数不清的感人事情每天都在发生。在一线抗疫的白衣战士不顾自己的生命安危，拖着疲惫的身躯坚守岗位；来自全国各地的志愿者聚集在一起，为疫区贡献自己的力量；快递小哥不顾疫情肆虐，开车接送医护人员上下班；小饭馆老板坚持每天为医护人员免费送盒饭，等等。发疫情财、恶意扩散病毒的人是极少数，不能代表所有人，我们不能以偏概全。这个世界仍是美好的。

第二，积极归因。人们总是会对发生在周围环境中的各种社会行为作出解释，而解释的方式会影响人们对事情的看法和认识。在重建人际信任时，我们可以用积极的方式对负面事件进行归因，例如："武汉人偷偷出城只是害怕被感染，我如果身在疫区，也会感到害怕，他们一定是害怕极了才会这样做。"我们也可以利用积极信息修复信任，疫情期间有很多温暖人心的事，可以利用它们为重建信任打"强心剂"。

　　第三，展现自身的可信赖性。在疫情期间，很多人都在尽己所能帮助朋友、邻居，比如给正在隔离的邻居送去生活用品，给予疫情一线的工作者更多的理解和支持。疫情结束后，重建人际信任也离不开我们自身表达出的信赖感。我们都可以出于善意关心他人，从他人的角度考虑问题，增强同理心；怀着一颗真诚的心，真心实意地帮助他人；增强自己的责任心，做到诚实守信。

　　患难见真情，疫情让我们体验到的不是隔阂和猜忌，而是相守与信任。疫情结束后，一切都将回到正轨，生活会走向平静，而疫情期间人们表现出的温暖会一直传递下去。

本章作者

守望相助的命运共同体：疫情中的医患信任及其引导	姚　琦	余浩敏
为社会稳定打"预防针"：疫情中的愤怒情绪及其引导	姚　琦	闫　新
疫情过后，政府的公信力何去何从？	姚　琦	王　庆
疫情过后，如何重塑对慈善机构的信任？	姚　琦	张　文
疫情过后，如何重拾人际信任？	姚　琦	方　正

第七章 疫后社会心理援助系统与机制的建立

与一般自然灾害相比，疫情持续时间长，涉及地域广，对个体与社会的心理影响也具有时间和空间的特点，应有针对性地实施心理援助，建立一套长期的机制，帮助受灾群众减轻心理创伤，认识生命的意义和价值，促进个体完成心理重建。

为什么疫后需要建立社会心理援助系统与机制？

近年来，国家高度重视心理健康问题和社会健康心态的培养。2016 年 8 月，习近平总书记在全国卫生与健康大会上强调，要加大心理健康问题的基础性研究，做好心理健康知识和心理疾病科普工作，规范发展心理治疗、心理咨询等心理健康服务。2017 年 10 月，在党的十九大报告中，习近平总书记再次强调，要加强社会心理服务体系建设，培育自尊自信、理性平和、积极向上的社会心态。2018 年 11 月，国家卫生健康委员会、中央政法委员会等 10 部委联合下发了《关于印发全国社会心理服务体系建设试点工作方案的通知》，通过试点工作探索社会心理服务模式和工作机制，建立健全社会心理服务网络。

做好疫后社会心理援助工作是国家对各级政府的要求

在突发事件的应对中，国家高度重视心理援助的重要作用。《中华人民共和国精神卫生法》第十四条规定："各级人民政府和县级以上人民政府有关部门制定的突发事件应急预案，应当包括心理援助的内容。发生突发事件，履行统一领导职责或者组织处置突发事件的人民政府应当根据突发事件的具体情况，按照应急预案的规定，组织开展心理援助工作。"2016 年 12 月，国家卫生计生委、中宣部等 22 个部门联合签署的《关于加强心理健康服务的指导意见》强调，要将心理援助纳入各类突发事件应急预案和技术方案，加强心理危机干预和援助队伍的专业化、系统化建设，定期开展培训和演练；在突发事件发生时，立即开展有序、高效的个体危机干预和群体危机管理，重视自杀预防；在事件善后和恢复重建过程中，依托各地心理援助专业机构、社会工作服务机构、志愿服务组织和心理援助热线，对高危人群持续开展心理援助服务。

此次新冠肺炎疫情的暴发属于突发的公共卫生事件，做好疫后社会心理援助工作是国家和各级政府的职责，需要政府发挥职能，履行应尽的责任与义务。

做好疫后社会心理援助工作是大众恢复心理健康的重要保障

新冠肺炎疫情的暴发与蔓延使个体的生命安全受到威胁，同时在心理上给人们带来了强烈的冲击，增加了发生心理危机的风险。为了打赢这场防疫和抗疫的战争，全国上下及社会各界同心协力贡献应有的力量。不过，由于医疗资源的持续紧缺，以及病因未明、有效药物的缺乏、被传染的不确定性和疫情发展趋势的不稳定性，无论是在湖北还是在其他地区，依旧弥漫着紧张、焦虑甚至恐慌的气息。

新冠肺炎疫情自 2019 年 12 月在武汉暴发以来，短时间内在全国迅速蔓延开来，31 个省、自治区、直辖市启动了重大突发公共卫生事件一级响应，涵盖人口超过 13 亿。自 2020 年 1 月 23 日武汉封城以来，湖北省其他地区接连进入封城状态，全国大多数城市也相继进入封闭管理模式。企业、学校、工厂等各类单位进入停工、停学、停产状态，而后又面临复工、复学、复产的严峻挑战。疫情面前，对于个体，几乎每个人都体验着焦虑、担忧、紧张、恐慌等情绪，需要获得情绪疏导和安抚，需要被倾听、被关注、被理解、被支持；对于群体，武汉和湖北省其他地区，包括疫情较严重的温州、台州等地，身处其中的人们被符号化为一个疫情地域，承受着攻击性语言与行为，以及对被污名化的敏感和担忧；对于中国整体民众，新冠肺炎疫情的暴发打断了之前社会整体良好、持续、有序的运转，就像被按下了暂停键，社会开始自我反思，其中对政府公信力、医患关系、慈善机构等领域的重新认识和理解影响着大众总体社会心态的调节，也影响着疫后社会心态的再塑造。可以说，此次新冠肺炎疫情影响之广泛是前所未有的。

从现在的发展来看，新冠肺炎疫情短期内在全球范围内完全结束的可能性不大，更可能的是，在接下来的几个月或更长一段时间内长期存在。无论是对身处其中的个体、群体还是对大众而言，疫情的长期性都将引发更复杂多变、更持久的心理层面的问题。

基于新冠肺炎疫情影响的广泛性、长期性以及带给大众的心理冲击，疫后开展大众心理健康的重建工作时，专业心理援助的介入必不可少，而探索和建立一套疫后社会心理援助系统与机制，可以提供重要的系统性和专业性保障。在"非典"疫情时期，有学者以 500例"非典"患者为研究对象，对其临床心理干预模式及疗效进行了实证研究，研究结果表明，常规心理干预模式和综合性心理干预模式对"非典"患者的心理恢复均有显著作用，其中常规心理干预模式的最终干预有效率为 72.40%，综合性心理干预模式的最终干预有效率为95.20%。[①] 可以看到，疫后的心理干预有助于心理健康的恢复，而且综合性心理干预模式有更好的干预效果。合理、有效的疫后社会心理援助系统与机制可以发挥综合性心理干预模式的优势，能充分整合心理援助机构、社会工作服务机构、志愿者组织和心理援助热线等机构的专业力量，增强社会整体的内在力量，促进恢复社会正常功能，提升今后应对危机的能力。

美国与日本的经验及中国的发展

来自美国的经验

很久之前，人们就已经意识到灾难发生后的心理支持何等重要。美国是最早建立灾后心理援助系统的国家，20 世纪 40 年代，波士顿发生了一场导致 500 多人死亡的大型火灾，对灾后幸存者的咨询与治

---

① 张姗凤．（2019）．SARS 患者临床心理干预模式及疗效评估．健康必读（药物与临床），*4*, 112–113.

疗，促使美国心理学家开始思考危机干预的相关理论。心理学家林德斯曼（Eric Lindezmann）在治疗过程中发现，幸存者身上存在许多相似之处，他因而提出了哀伤的反应模式；卡普兰（Gerald Caplan）和帕拉德（Howard Parad）则总结出危机事件中影响心理反应的五个因素。这是有理论指导的心理干预的开端。此后，美国的灾后心理干预系统逐步建立并完善。从 20 世纪中叶开始，美国国家心理卫生署（National Institute of Mental Health，简称 NIMH）制定了灾难受害者服务方案，资助研究重大灾难引发的社会心理反应。1978 年，美国国家心理卫生署出台了第一本由政府颁布的灾后心理援助指南——《灾难援助心理辅导手册》。直至今日，美国形成了由政府主导，以法律法规支撑，邀请非政府力量协助的完备的灾后心理援助机制。

总体而言，美国的灾后心理援助系统与机制有如下三点值得参考和借鉴。

第一，政府主导的灾后心理援助模式。美国灾难心理卫生服务是国家灾难医疗系统（National Disaster Medical System，简称 NDMS）的服务项目之一。国家灾难医疗系统的各个环节中均有专业的心理卫生人员参与。灾难发生时，美国联邦应急管理局会紧急启动灾难宣布程序与联邦反应计划，该计划包括 12 项紧急支持功能，灾难心理援助隶属于第八项健康及医疗服务。与联邦心理重建系统相关的政府部门主要有三个：一是美国联邦应急管理局（Federal Emergency Management Agency，简称 FEMA），该管理局长期为危机干预项目提供资金支持，并联合其他组织机构，为灾难受害者提供心理援助。二是公共健康服务系统，通过物质滥用和精神卫生服务管理局下属的心理援助中心，为受灾群众提供心理服务。下属的紧急服务及灾难援助项目组与联邦应急管理局合作，为灾难受害人提供及时、短程的危机咨询，以及情绪恢复的伴随支持等服务。三是美国退役军人事务部，提供心理援助的主要是其下属的三个部门——紧急卫生保健组、国立创伤后应激障碍中心与重新调整咨询署。[①]

　　第二，重视心理重建的人力资源建设。美国设立基金，为培训灾难援助心理卫生人员提供经费支持，并通过政府机构组织专业的灾难心理卫生服务培训，如国立创伤后应激障碍中心与重新调整咨询署会联合开展灾难心理卫生项目，组织专业培训。1992 年 8 月，美国心理学会成立 100 周年之际，美国心理学会与美国红十字会联合推出了灾难反应网络（ Disaster Response Network，简称 DRN ）的公益项目，由获得灾难反应网络认可的心理专业人员为红十字会的志愿者提供心理卫生培训，同时与其他同行协作，为灾难受害者与救援工作者提供免费、现场的心理卫生服务。美国心理学会和美国红十字会均组建了专门的灾难心理卫生专业人员数据库，并形成了一整套管理制度，如组织管理人员的职责、临床工作人员的职责、临床工作人员遴选标准、专业人员培训计划等。其对人力资源建设的重视，确保了灾害心理重建人员的专业性与机动性，能够在援助行动中迅速占据主动，掌握情势并有效展开心理援助。

　　第三，系统的灾后心理援助模式。美国划分了灾后干预的不同时

---

① 张黎黎，钱铭怡 .（ 2004 ）. 美国重大灾难及危机的国家心理卫生服务系统 . *中国心理卫生杂志*, 6, 395–397+394.

期和对象，采用了不同的干预方法。美国红十字会的灾难心理卫生服务项目（Disaster Mental Health Services，简称 DMHS）干预标准中提出了灾后心理干预的三种常用方法——减压、危机干预和分享报告，还提出了两种灾难心理干预的特殊干预模式——危机事件压力报告和灾后心理卫生反应策略。

来自日本的经验

日本也是最早建立灾后心理援助体系的国家之一。由于地理位置的特殊性，自然灾害频繁出现的日本对灾害的应对措施尤为重视，这体现在其不断更新和完善的防灾、减灾法律体系上。日本出台的有关应对灾害的最早的法律，可以追溯到 1880 年颁布的《备荒储蓄法》。全社会参与和注重灾后心理援助的长效性的特点，在日本也表现得尤为突出。

回顾日本灾后心理援助史，对我国建立疫后心理援助系统与机制有三点可借鉴之处。

第一，健全完善的法律体系。经过多年持续发展，日本形成了非常完备的灾害危机管理法律体系，并且保持着持久生命力——1961年颁布的《灾害对策基本法》已修改了 23 次，在 1995 年阪神大地震发生后，日本专门对《灾害对策基本法》作了修订。这说明随着时间的推移，日本应对灾害的法律体系在不断推陈出新，修改完善，以使相关法律在发生最新灾情时能切实起到先导和支撑作用，这一点非常重要。

第二，注重心理援助的长效机制。1995 年阪神大地震发生后，日本兵库县开启了长达十年的"不死鸟计划"，包括"紧急—应急对应

期""复旧期""复兴前期"和"复兴后期"四个阶段。日本政府建立了
心灵创伤治疗中心，同时设置心灵创伤治疗研究所，对心灵创伤及创伤
后应激障碍等进行调查和研究。心理工作者还在受灾地区的中小学设
置"教育复兴负责教员"及"学校个人生活指导员"，并通过与家长及相
关机构紧密合作，进行学生心理创伤救助。

第三，形成全社会参与的模式。在日本，除了中央政府和自卫队的
救助外，民间团体的共救也发挥着重要作用。日本有近 3 万个民间组
织配合政府开展行动。日本强调邻里心理支持，各个行业和领域都注
重利用自身资源开展心理抚慰，比如"治愈系"在灾后广泛传播，手段
多样，既有漫画、歌曲、小说等文艺作品，也有宗教和政府举办的大型
活动。①

我国灾后社会心理援助系统与机制的建立与发展

对我国灾后心理援助的记忆，大多数民众是从"非典"时期开始
的。"非典"疫情发生后，我国心理卫生专业人员展开了一系列关于疫
情相关人员的心理状况及援助方式的研究与实践，包括心理健康状况
的调查、危机干预的研究与实施等。在当时，尽管国外对灾难性疾病带
来的心理影响已经有了一定的认识，并进行了多方位的分析和干预，但
我国在这一领域的研究刚刚起步，而"非典"疫情让患者和相关人群心
理上造成的影响及其干预，对当时的心理卫生专业人员而言依然是一
个新课题。这一时期可以看作我国灾后心理干预的起步时期，其研究
和实践都没有系统和体系的支持，但依然引发了心理专业人员对灾后

---

① 毛亚楠, 赵章秀, 刘琴 .（2016）. 灾后心理重建的海外经验 . 方圆, 10, 30–33.

心理干预措施和援助机制的研究与探讨。

在前人研究的基础上,汶川地震时期的灾后心理援助有了明显的进步,呈体系化的趋势。中国科学院心理研究所建立了"一线两网三级服务"的体系,这个体系以心理援助工作站为依托,实施本地化心理援助。"一线"是指心理援助热线,"两网"是指心理援助队伍网和心理服务互联网,"三级"是指学校和社区心理咨询室—心理援助工作站—精神卫生中心的一套针对不同心理创伤的严重程度形成的体系,此三级体系可以覆盖所有心理问题和精神障碍。另外,心理援助工作站根据与当地不同部门的合作,形成了基于社区、基于学校、基于医疗卫生系统和综合模式的灾后心理援助的具体工作模式。

同时,我国还自主研发了一系列心理创伤评估、干预的工具和设备,包括中国心理健康量表(成人版)、中国心理健康量表(青少年版),并在灾区大规模使用;自主研制了中国人心理创伤评估工具、中国人创伤后成长评估工具等,在灾区使用后获得了较好的信度和效度指标;研发了用于心理创伤康复和治疗的生物反馈仪器——心率变异型(heart rate variability,简称 HRV)生物反馈仪,通过自助的身心放松指导疗愈创伤情绪和其他心理创伤。此外,还建立了灾后国民心理健康数据库,并为灾区培训了一批专业的心理服务人员和教师,在当地建立了可持续发展的灾后心理援助队伍。

虽然这些尝试和实践都有非常重要的意义,但仍然可以发现,政府层面指导的身影并不鲜明,也没有相应的立法支撑。2018 年 5 月 8 日,在汶川地震灾后心理援助十周年纪念大会上,《灾后心理危机干预与心理援助工作标准(试行)》颁布,这是我国第一部灾后心理援助工作标准,其中明确了灾后心理危机干预的工作原则、基本价值观和伦理守则等。①

重大自然灾害心理援助的时空二维工作模型

陈雪峰等人根据汶川地震后心理援助工作的实践和经验,提出了灾后心理援助组织和实施的时空二维工作模型,按时间维度(警戒期、抵抗期、衰竭期)和空间维度(灾难中心、周边地区、非灾区)构建工作框架。② 该模型针对重灾区的应激阶段、灾难周边地区的应激阶段、非灾区的应激阶段、重灾区的冲击阶段、灾难周边地区的冲击阶段、灾区的重建阶段的不同特点,有针对性地实施心理援助,由此建立了一套长期的机制,帮助受灾群众减轻心理创伤,认识生命的意义和价值,促进个体完成心理重建。

重大自然灾害心理援助的时空二维模型为本次新冠肺炎疫情之后的社会心理援助系统与机制的建立提供了一定的理论依据。疫情对个体与社会的心理影响也具有时间和空间的特点,但与一般自然灾害相比,它持续时间长,涉及地域广,因此,这里对这一模型进行了一定的调整。时间维度上,个体面对应激源会经历警觉期、抵抗期和衰竭期;空间维度上,根据受疫情的不同影响,分为疫区中心地带、疫区非中心

---

① 刘正奎,吴坎坎,张侃.(2011).我国重大自然灾害后心理援助的探索与挑战.*中国软科学,5*,56-64.

② 陈雪峰,王日出,刘正奎.(2009).灾后心理援助的组织与实施.*心理科学进展,17*(3),499-504.

地带和非疫区地带。此外，疫后社会心理援助系统与机制的运行侧重于重建阶段的工作，且需要根据不同地区的人群，具体问题具体分析。

社会心理援助的时间维度

当面对重大灾难或突发危机事件时，个体处于应激状态。这个应激过程可以分为三个阶段——警觉期、抵抗期和衰竭期，分别对应心理援助在时间维度上的应激阶段、冲击阶段和重建阶段。

第一阶段是应激阶段（警觉期），为疫情刚暴发的时候。个体面对外界刺激，思维变得混乱，行为不知所措，表现出头疼、呼吸急促、四肢无力等身体症状。个体会提高警惕，但也有一些人会表现出麻木，不相信疫情是真实发生的等症状。这一阶段最重要的是生存的需求。

第二阶段是冲击阶段（抵抗期），警觉期持续一段时间后，身体防御反应稳定下来，进入抵抗期。这时会出现两种情况：一种是应激状态的好转，表现为正常、有目的地开展工作；另一种是个体难以应对疫情的刺激，产生低水平的抵抗，如果能得到及时的援助服务，心理问题恶化的可能性将会减少。

第三阶段是重建阶段（衰竭期），为疫情发生后的数月甚至数年。在这一阶段，大部分人能够恢复正常生活，通过心理调适，得到充分休养，个体在新的水平上达到身心统一。然而，还有一部分人会受到较为严重的影响：轻度的衰竭会出现虚弱无力、抑郁沮丧和入睡困难等身体和心理不适，重度的衰竭则表现为反复持续的创伤性体验，出现噩梦、幻想及相应的生理反应，甚至会导致严重的精神障碍。因此，需要执行长期的心理援助计划，使其从伤痛中走出来，重新看到自身的意义和价值。重建阶段是疫后社会心理援助的重点。

社会心理援助的空间维度

疫情发生之后，灾难带来的巨大心理冲击和影响会产生人际传播，也会通过互联网与媒体的传播而产生涟漪效应。此时还会出现"心理台风眼"效应，即危机事件对不同空间地域的人的影响是不同的，越是远离危机事件中心，对事件的反应越强。[①] 此次疫情不同于地震等自然灾害，很多城市都会有受影响程度较大的地方和受影响程度较小的地方。因此，可以从空间上将心理援助分为三个区域——疫区中心地带、疫区非中心地带及非疫区地带。

疫区中心地带的援助对象主要是在疫区的新冠病毒的确诊感染者、疑似者、密切接触人群以及一线医护人员等，他们亲历了生命受到威胁的情境。有人在治疗中，有人尚未确诊，有人面临随时会被感染的危险，他们受到的心理创伤最严重。

疫区非中心地带的援助对象主要是在疫区未受到感染的人群，如疫区中心地带人群的家属、同事、朋友，他们身处疫区，体验到疫情对自身和他人生命的威胁，目睹受灾情况，心理恐慌度较高。

非疫区地带的援助对象主要是社会大众，他们通过各种信息渠道，特别是新闻媒体，了解疫情的发展情况。他们可能会担心自己及身边的人也会被感染，因此产生恐慌、焦虑和担忧等情绪反应。

社会心理援助的时空二维工作模型

将个体心理应激反应的时间变化和社会心理影响的空间变化分别

---

① Li, S., Rao, L., Bai, X. et al.（2010）. Progression of the "Psychological Typhoon Eye" and variations since the Wenchuan Earthquake. *PLoS ONE*, 5（3）, e9727.

作为心理援助的纵向维度和横向维度,由此建立了社会心理援助的时空二维工作模型(见表7-1)。由于此次疫情持续时间较长,即使处在疫区非中心地带和非疫区地带,也有感染的风险,因此可以分为九个阶段,而重建阶段是疫后社会心理援助工作的重点。

表 7-1 疫后社会心理援助的时空二维工作模型

	疫区中心地带	疫区非中心地带	非疫区地带
应激阶段	A	B	C
冲击阶段	D	E	F
重建阶段	G	H	I

疫区中心地带的应激阶段(A):最重要的救援任务是生命的保障。通过及时的物资援助安抚疫区中心地带民众的恐慌情绪,通过心理手段安抚患者情绪,保证生存。

疫区非中心地带的应激阶段(B):疫区非中心地带人群身处疫区,被限制人身自由,他们会担心自己也被感染,因此,首先要安抚公众情绪,保障基本生活秩序。

非疫区地带的应激阶段(C):社会大众会通过新闻媒体了解疫区情况,因此需要通过媒体、电视、网络等信息渠道引导民众正确对待疫情,开展专业的心理健康知识的科普工作。

疫区中心地带的冲击阶段(D):疫情持续一段时间后,需要对受灾人员及一线工作人员开展心理问题评估,针对不同创伤程度,及时分层进行心理干预。

疫区非中心地带的冲击阶段(E):此时,恐惧和焦虑情绪有所缓解,但可能出现疫后压力综合症状,需要对此进行心理干预,预防出现心理创伤。

非疫区地带的冲击阶段（F）：对于非疫区地带的人群，需要加强有效的疫情信息的发布，进一步科普心理健康知识；培训心理援助工作者，包括专业志愿者和社会义工。

疫区中心地带的重建阶段（G）：大部分人的疫后生活恢复常态，但仍有一部分人受疫情的影响，会产生生理和心理方面的不适。有些人可能因为失去亲人而丧失了生活希望，因此需要联合社区、学校、医院等机构，对个体进行深度的心理干预。

疫区非中心地带的重建阶段（H）：疫区非中心地带的人群也会受到很大的影响，需要对疫情的影响情况进行评估、统计和分析，为仍存在心理困扰的个体提供心理援助服务。此外，要持续普及心理健康知识，预防出现心理问题。

非疫区地带的重建阶段（I）：持续进行心理健康教育，巩固已经取得的成效，预防出现心理问题；总结此次疫情心理援助的经验，反思目前存在的问题，形成社会心理援助预案，并建立自上而下的疫后社会心理援助的系统与机制。

对疫后社会心理援助系统与机制的初步设想

新冠肺炎疫情给国家和社会带来了全新的挑战，有四点原因：首先，每一个人都有感染病毒、面对死亡的风险，尤其是一线医护人员，也包括一线的心理援助工作者；其次，政府采取了封城措施，从武汉开始实施，辐射到周边城市，再扩展到各地，每个人或多或少都受到了出行的限制；再次，互联网的迅速发展使得过载的信息乃至谣言给社会大众带来了巨大的心理压力和焦虑情绪；最后，疫情将人们惯常的生活方式打破，需要在家工作和学习，疫后同样也需要人们重新调整，回到正常状态。基于此次疫情的特点，考虑了更多可能产生的社会心理问题后，这里对建立疫后社会心理援助系统与机制提出初步设想。

疫后社会心理援助系统的援助对象

可以根据 2020 年 1 月 26 日国家印发的《新型冠状病毒感染的肺炎疫情紧急心理危机干预指导原则》，将此次疫情影响人群分为四级。

第一级人群：新冠病毒肺炎确诊患者（住院治疗的重症及以上患者）、疫情防控一线医护人员、疾控人员和管理人员等。

第二级人群：居家隔离的轻症患者（密切接触者、疑似患者），到医院就诊的发热患者。

第三级人群：与第一级、第二级人群有关的人，如家属、同事、朋友，参加疫情应对的后方救援者，如现场指挥、组织管理人员、志愿者等。

第四级人群：受疫情防控措施影响的疫区相关人群、易感人群、普通民众。

此次疫情中，所有国民都属于第四级人群，因此，一般性宣传教育应当覆盖到全体民众。此外，心理干预重点应从第一级人群开始，逐步扩展。其中，对一线医护人员、疾控人员、管理人员及后方管理者等的心理援助，既要关注疫情本身带来的影响，也要关注救援工作产生的压力等心理问题。

参与疫后社会心理援助体系的专业机构和人员

参与疫后社会心理援助体系的专业机构和人员应由以下六类组成。

第一，政府相关行政管理部门、心理学会。重点负责疫后社会心理援助整体工作的顶层设计和总体布局，其中政府部门负责行政部分，心理学会负责专业心理援助部分。

第二，精神科医生。作为心理援助工作组的主力，对精神障碍和心理问题进行评估、治疗和心理干预，并开展对心理咨询师、社会工作者和志愿者的培训和督导。

第三，心理治疗师。对精神障碍和心理问题进行评估、治疗和心理干预，并开展对心理咨询师、社会工作者和志愿者的培训和督导。

第四，心理咨询师。为有心理问题的人群提供心理帮助、危机干预、心理咨询、心理援助热线、心理教育等服务，并接受培训和督导。

第五，社会工作者。识别有需要的人群，开展个案服务，提供心理支持和辅导，并接受培训和督导；协调多方资源，解决社区居民的问题和需要。

第六，志愿者。接受过相关培训的志愿者可提供心理援助热线服务，开展科普宣传、心理支持、心理疏导等志愿服务。

疫后社会心理援助系统的基本框架

李璇在对自然灾害心理援助中的组织协作机制的研究中指出，自然灾害救助中的参与机构很多，除了政府和民间组织外，还有如医院、学校、心理研究所等事业部门，分别构成了组织系统、人力资源系统、物资管理系统、学术研究系统和宣传教育系统。[①] 只有明确不同主体在灾后心理援助中的定位，才能各司其职，发挥优势。王丽莉认为，在重

[①] 李璇.（2013）.*自然灾害心理援助中组织协作机制研究*.昆明：云南大学.

大灾难性事件中，心理援助可以与生命救助、社会援助及媒体宣传报道进行协作，实现既救人又救心的目的。① 疫后社会心理援助系统的建设需要各系统明确分工，但系统之间要相互配合，相互协作，共同建立一套长期有效的心理援助机制。

因此，可以建立由政府部门主导，由心理学会专业指导的疫后社会心理援助系统（如图 7-1 所示），政府部门下设救助支持系统、信息管理系统和人才管理系统，心理学会下设心理援助系统、学术研究系统和宣传科普系统，其中，心理援助系统中包含心理援助医疗团队和心理援助热线队伍。

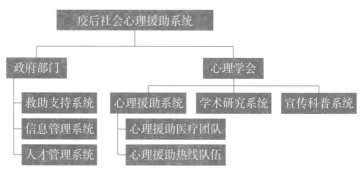

图 7-1　疫后社会心理援助系统的基本框架

疫后社会心理援助系统由两部分组成，一部分是政府部门，另一部分是心理学会。这个系统由政府部门主导和领导，心理学会指导专业工作。政府部门需要制定有效的心理援助策略和部署各系统的工作，

① 王丽莉.（2017）. 重大灾难性事件心理援助的协作关系探讨. *中国社会公共安全研究报告*, *1*, 101-112.

及时向上级政府部门报告、反馈工作进度，接受上级政府部门的指导和领导，管理心理援助工作各系统的人员，负责事务安排。政府部门主要领导救助支持系统、信息管理系统和人才管理系统，心理学会主要领导心理援助系统、学术研究系统和宣传科普系统。

救助支持系统由政府、医院、民间组织、社区和公众参与组成，提供物资支持和医疗支持，以保障疫区人民的生存需要，是提供心理援助服务的基础。物资支持包括生存所需的食物、饮用水、生活用品、捐款等。此外，民众被隔离在家，物资匮乏，如果无法满足生存需要，心理援助就会失去意义。医疗支持包括医疗用品、医护人员的支持，医疗援助也是大众生命的保障。

信息管理系统由媒体和信息部门参与组成，提供信息的整理和发布，建立一个与社会大众沟通、交流的平台。运用报纸、杂志、电台、电视台、互联网等通报疫情的相关工作和最新情况，向大众传递正向能量；联系疫区当地组织，了解大众需求，提供疫后心理援助的相关信息，进一步减少和消除可能存在的心理问题；参与协调心理援助各部门的工作，加快心理健康重建工作进度。

人才管理系统由人力资源部门参与组成，对援助人员的进入和退出进行管理，招募心理专家、社会组织、志愿者加入疫后心理援助系统。一方面，抽调各高校、研究机构具有从业资质和相关经验的专家与研究人员，建立专家资源库，他们在心理援助工作中具有不可替代的作用；另一方面，建立志愿者资源库，进行人员管理，并吸纳更多具有心理学知识的志愿者加入援助工作。

心理援助系统由医院、高校、社区、民间组织和志愿者参与组成，提供专业的心理咨询与治疗服务、危机干预与心理支持服务，主要包含心理援助医疗团队和心理援助热线队伍。心理援助医疗团队以精神科医生为主，可有临床心理工作人员和精神科护士参加，有心理危机干预经验的人员优先入选。要对目标人群进行评估和分类，采取有针对性的干预方式。同时，也需要关注一线心理援助工作团队的心理健康问题，并进行督导。心理援助热线队伍以接受过心理热线培训的心理健康工作者和有突发公共事件心理危机干预经验的志愿者为主，在上岗之前，应当接受新冠肺炎疫情应对心理援助培训。同时，要组织专家对热线人员提供督导。

学术研究系统由高校、心理学会、研究机构参与组成，在危机干预、心理咨询和心理治疗等领域进行科学研究。通过研究发达国家灾后心理援助系统，并结合我国国情和具体情况，制定适合我国的心理危机干预的方法、原则、流程等，并以此作为实践指导。此外，还需要开展对心理援助队伍的人员危机干预与心理治疗的培训和督导，提升心理援助人员的专业化水平。

宣传科普系统由宣传部门、民间组织、社区和志愿者参与组成，健全包括传统媒体、新媒体在内的科普宣传网络，将疫后心理健康知识传递给大众。通过开展心理健康公益讲座，设立公益广告，发放宣传科普资料等，帮助公众恢复信心，尽快转向正常的生活、工作状态，积极预防、减少和尽量控制疫情造成的社会影响，举全国之力加快疫后社会心理援助工作。

疫后社会心理援助系统的运行机制

按照疫后社会心理援助的时空二维工作模型，在不同心理应激阶段和空间范围内的不同人群，所需要的心理援助是有差异的。疫后社会心理援助系统在应激阶段和冲击阶段也能起到一定作用，但其重点是在重建阶段对疫区中心地带、疫区非中心地带和非疫区地带开展心理援助，以保障建立长期有效的工作机制。

在应激阶段，身处疫区中心地带的人群最重要的是生命和生活的保障。因此，救助支持系统对生活物资、医疗用品、援助资金以及医护人员的支持是首要的。对于非疫区地带的民众，信息管理系统需要第一时间将相关信息传递给社会大众，降低因不了解疫情发展状态而引起的焦虑和恐慌。

在冲击阶段，主要由心理援助系统和宣传科普系统开展工作。在疫区中心地带和非中心地带，心理援助医疗团队和心理援助热线队伍按照不同人群的心理特点，分层进行心理援助。同时，救助支持系统持续其对物资和医疗的支持。宣传科普系统对疫区和非疫区的社会大众进行心理健康知识的科普，控制和减少疫情带来的社会心理影响。

在重建阶段，救助支持系统、信息管理系统、人才管理系统为心理援助系统工作的开展提供相应支持，并共同推动宣传科普和学术研究工作的开展（如图 7-2 所示）。

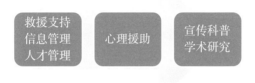

图 7-2　重建阶段的疫后社会心理援助系统的运行机制

在重建阶段，对于疫区中心地带和非中心地带，应针对受疫情影响的个体，持续提供心理干预服务，开展学校及社区团体辅导等。宣传科普系统应对疫区和非疫区的公众开展心理健康公益讲座，设立公益广告，发放科普资料，等等。此外，学术研究系统通过总结国内外对危机干预、灾后心理援助体系的研究，反思此次疫情中的具体情况和问题，制定适合我国现阶段的疫后社会心理援助工作指南。

与此同时，救援支持系统需要持续为疫区中心地带提供物资和医疗方面的支持，保障生存的需要。信息管理系统通报疫区和疫情的最新情况，为心理援助工作组和社区及个人搭建联络平台。人才管理系统对人员进行管理，建立专家和志愿者资源库，以更有效地建立应对重大灾难的工作机制。

总而言之，建立疫后社会心理援助系统与机制是大众恢复心理健康的重要保障。基于重大自然灾害心理援助的时空二维工作模型，参考国内外经验，我们提出了对疫后心理援助系统和机制的初步设想，希望帮助人们完成心理重建，认识生命意义。

本章作者

为什么疫后需要建立社会心理援助系统与机制？	胡 蝶　马伟军
美国与日本的经验及中国的发展	王晓彤　马伟军
重大自然灾害心理援助的时空二维工作模型	王璐怡　马伟军
对疫后社会心理援助系统与机制的初步设想	王璐怡　胡 蝶　马伟军

第八章　知民之心：政府（机构）的决策体系优化

　　疫情蔓延时，地方政府（机构）的决策暴露出种种问题。吃一堑，必须长一智；明得失，方能启未来。设身处地，换位思考，管理者才能跳出误判的陷阱，做到知民之心，作出最有利于局势的决策。

沟通有道：风险信息的传达原则

　　在疫情发生之初，很多人没有意识到问题的严峻性，仍在不采取任何防护措施的情况下走亲访友。之后，关于疫情的视频、图片、新闻和数据充斥于媒体，各种信息鱼龙混杂，大众疲于分辨真假，难以作出准确的判断。听说宠物会传染新冠病毒，有人就遗弃猫狗；听说酒精可以杀死病毒，有人就在家大面积喷洒高浓度酒精，反而引起室内火灾……种种怪象表明，大众未能准确地理解风险。

　　因此，对管理者而言，做好与大众的风险沟通至关重要，要让大众既不轻视危机，又避免过度恐慌，促使大众表现出理性的行为。而准确的风险沟通有赖于理解大众的风险认知规律，并根据规律合理地传递有关风险的信息。那么，大众的风险认知有哪些规律可循呢？

对风险的认知来源于忧虑与未知

怎样的事件会被人知觉为有风险？研究者发现了风险事件的两个重要特征：忧虑性（dread）和未知性（unknown）。[①] 忧虑性是指风险事件的影响力，那些不可控的、致命的、导致严重损失的风险事件具有较高的忧虑性，例如核战争；未知性是指人们对风险事件的了解程度，那些难以观察的、新出现的、科学家不了解的风险事件具有较高的未知性，例如基因技术。

风险事件的忧虑性和未知性越高，人们感知到的风险就越大。例如，在疫情前期，对新冠病毒的不了解给人带来了心理上的巨大威胁，人们体验到强烈的恐慌与不安。随着针对新冠病毒的科研工作逐渐展开，以及越来越详细的疫情地图的逐步建立，对疫情的忧虑开始下降，未知感也在减弱，这有效缓解了大众的过度恐慌。

越先跃入脑海的事件影响越大

人们能准确地判断风险吗？答案是否定的。试想，飞机与汽车的安全性孰高孰低？如果你不是这一领域的专家，就会和大多数普通人一样，认为坐汽车比乘飞机安全得多，但实际上，飞机的事故发生率远低于汽车的事故发生率。此外，一直以来，人们都认为美国康奈尔大学的自杀率在全美所有大学居首位，但事实上，康奈尔大学的自杀率比全美所有大学的平均自杀率低一半。是什么让人给出与事实相去甚远的答案呢？

原来，是可得性启发式（availability heuristic）在"作祟"。人们

---

① Slovic, P.（1987）. Risk perception. *Science, 236*, 280–285.

对风险的判断往往受从大脑中提取事件的容易程度的影响，越先跃入脑海的事件，越容易左右人们的判断。[1] 坠机身亡比车祸更容易得到媒体关注，也更容易被详细地报道，从而更容易被人们想起。康奈尔大学背负自杀率高的坏名声也与信息的可得性息息相关。其他大学的学生自杀往往采取一些平常的手段，普通人不易得知，而康奈尔大学的地理位置特殊，它位于伊萨卡的一座山上，可以俯瞰伊萨卡大峡谷，很多自杀的学生选择跳谷。每次打捞尸体的时候，跨越伊萨卡大峡谷的大桥附近都会出现长达几小时的交通堵塞，导致过路的司机对自杀事件印象深刻。因此，在思考美国哪所大学的自杀率最高时，人们会不假思索地想到康奈尔大学，因为要从记忆里提取康奈尔大学的学生自杀的事例实在太容易了，这些事例的提取难度远低于提取其他大学的学生自杀事例的难度。

在此次疫情及类似的事件中，人们的风险认知也深受可得性启发式的影响。大众往往对一些恶劣的、博人眼球的个例印象深刻，如感染者隐瞒病情，致使与自己接触过的几十人甚至上百人被隔离，体温异常者通过服用退烧药顺利通过体温检测并出城游玩，等等。在这些事件的影响下，大众的风险认知出现较大偏差，进而引发地域歧视、网络暴力等严重的社会问题。

大众和专家的风险判断大不相同

人们对风险的判断不仅受事件的可得性影响，还受对信息的熟悉

---

[1] Tversky, A., & Kahneman, D. (1974). Judgment under uncertainty: Heuristics and biases. *Science, 185*, 1124-1131.

程度的影响。人们会将眼前的事和自己熟悉的事联系起来，关注它们的相似性，然后套用自己熟悉的模式进行判断。[①] 这正是熟悉性启发式（familiarity heuristic）的作用。由于大众和专家熟悉的内容不同，对同一风险事件的认知也大相径庭。曾有研究者让公众与具有专业知识的专家对核能、吸烟、杀虫剂等 30 个风险事件按照风险程度进行排序，结果发现，相较专家，大众高估了自己不够熟悉的事物的风险，如高新科技。[②]

像疫情这样专业性较强的风险事件暴发时，医疗领域的专家和缺乏专业知识的大众对风险的认知之间存在鸿沟。要让大众准确地认识风险，管理者和专家就需要为大众普及必要的背景知识，避免危机的风险在大众眼中放大，减少大众的非理性行为，同时，这一举措还能有效缓解专家与大众之间的信息不对称引发的不信任感。

情绪体验指引风险认知

人们对风险的感知还会受情绪的影响。你觉得大晚上在某条黑暗的街道上行走是否安全？回答并不相同，有时指引人们作出判断的并非理性的分析，而是当时的情绪体验。积极情绪会降低人们感知到的风险程度，而消极情绪有提升风险感知的作用。这也能说明为什么在疫情初期，人们因春节将至的兴奋情绪而对已经到来的危险浑然不觉。

但是，并非所有的消极情绪对风险认知都有一致的影响。在

---

① Tversky, A., & Kahneman, D. (1974). Judgment under uncertainty: Heuristics and biases. *Science, 185*, 1124-1131.

② Slovic, P. (1987). Risk perception. *Science, 236*, 280-285.

"9·11" 事件发生后的几天内，研究者让美国民众回想 "9·11" 事件让自己感到最为愤怒或恐惧的方面，并请他们评估一些事件的风险程度。结果显示，愤怒降低了人们对风险的感知，而恐惧具有相反的作用。这是因为当人感到恐惧时，全然不知下一刻等待自己的是什么，这种强烈的不确定感让人觉得危险迫近；而愤怒会让人体验到很强的确定感和控制感，从而降低了对风险的感知。

回顾疫情发展的过程，诸如 "病毒通过皮肤侵入人体""新冠肺炎造成永久性肺部损伤" 等制造恐慌情绪的说法大大提升了大众的风险认知，导致人们作出不理智的避险行为，如不考证信息的真伪就相信抽烟、喝酒、服用 "三无" 保健品等可以预防新冠肺炎。而当人们读到诸如某患者有意隐瞒病情致使多人感染，有人在电梯按钮上涂抹唾液，患者蓄意伤医等负面新闻时，充斥心间的愤怒情绪可能会让原本谨慎小心的民众轻视风险，在心理上排斥管理者采取的防护管控措施。

如何传达风险信息？

根据大众的风险认知规律，管理者在向大众传达风险信息时，尤其需要注意以下四点。

第一，及时向大众传达真实的信息，满足大众的信息需求，防止由事件的未知性导致大众错误地感知到过高的风险。

第二，向大众普及风险事件的背景知识，降低风险事件的未知性，并缓解大众与专家或者管理者之间的信息不对称。

第三，认清可得性启发式对大众风险认知的影响，以合理的方式呈现信息，并引导媒体不过度宣传博人眼球的负面事件。

第四，关注大众的情绪，做好情绪管理工作。在传达风险信息时，应客观地呈现信息，切忌夸大渲染，以免大众过度恐惧或愤怒。一旦发现弥漫的恐惧和愤怒情绪，管理者需与大众坦率地沟通，及时解决大众担忧的问题，妥善处理引发大众愤怒的事件。通过促进大众理性思考，使大众拥有积极平和的心态，从而更加准确地感知风险。

明辨概率，走出概率认知的误区

疫情时刻牵动着国人的心。新冠肺炎疫情究竟有多严重？不同防护措施的有效性如何？大众迫不及待地从媒体报道中寻找此类问题的答案。人们时常看到诸如"人与人之间保持 1.5 米以上的距离可有效避免 98.4% 的病毒传播""国内新冠肺炎患者的病死率约为 4%""出院率已达 90%"等概率数据，但人们能够准确理解这些概率信息吗？

时而高估，时而低估

回想一下，你是否有朋友既热衷于买保险，又沉迷于买彩票？通常而言，爱买保险意味着这是一个保守的人，爱买彩票则提示这是一个爱冒险的人。那么，为什么会有人既保守又爱冒险呢？其实，这样的行为并非自相矛盾，人们只是错误地评估了小概率事件的发生概率。

人们对客观概率的主观认知往往是不准确的，通常会高估小概率事件的发生概率，低估大概率事件的发生概率。[①] 例如，在各类网站上，

---

① Kahneman，D.，& Tversky，A.（1979）. Prospect theory: An analysis of decision under risk. *Econometrica: Journal of the Econometric Society, 47*, 263-291.

"年度锦鲤"抽奖活动的中奖概率微乎其微，人们却乐此不疲地参与，正是因为高估了自己中奖的概率。

产生概率认知偏差的原因在于，人们在生活中较少接触到小概率事件，因此不了解小概率的含义。在大家的心中，1%与2%没有太大的区别，1‰和2‰的差异就更难以分辨了。因而，概率越接近0%或100%这样的极端值，就越容易被误读。小概率事件的反面就是大概率事件，因此，低估大概率事件的发生概率与高估小概率事件的发生概率具有相同的原因。

这样再来看既爱买保险又爱买彩票的行为，是不是就很好理解了？正是因为高估了彩票中奖的概率和意外事件的发生概率，才导致了这一对看似矛盾的行为。

根据上述规律，当人们读到"人与人之间保持1.5米以上的距离可有效避免98.4%的病毒传播"的信息时，由于98.4%是一个大概率，人们往往会低估保持1.5米距离有多大可能减弱病毒传播，因而未充分重视防护措施。相反，当读到"国内新冠肺炎患者的病死率约为4%"时，人们又会高估新冠肺炎患者的病死率，不免人心惶惶。对治愈率和出院率而言，当治愈率仅为"8%"或"10%"时，由于高估了小概率事件发生的可能性，人们往往表现出不切实际的乐观态度，过早地放松警惕；而当情况明显好转时，在面对"出院率已达90%"的信息时，大众又低估了出院率。

可见，大众很难准确地理解概率信息，这是一种普遍现象。那么，对政府、机构和媒体而言，如何呈现数据能有助于人们准确理解呢？

以频率替代概率

相较概率信息，频率信息更易被大众理解。[1] 频率是数据的"自然格式"，是人们在自然生活中会直接接触到的数据格式，因此很容易被理解。例如，在日常交流中，我们往往会说"明天白天将会有一场持续3小时的降雨"，而不会说"明天白天将会有 12.5% 的时间下雨"；我们更偏好说"这位射击运动员在 10 次射击中有 9 次命中十环"，而较少说"这位射击运动员在 10 次射击中，十环的命中率为 90%"。对受过专业训练的专家而言，概率和频率都很容易理解，这是因为他们经过了长期的专业训练，早已将概率内化为他们心中的"自然格式"。

专家和大众对概率的理解程度存在差异，进而使专家与大众之间的沟通存在困难。医学平台常常会公布疾病的发病率，如"恶性肿瘤的发病率约为 3%"，然而大众较难理解此类概率数据，极易出现感知偏差，从而高估恶性肿瘤的发病率，这种高估会引发广泛的焦虑和恐慌。

因此，为了促进大众对数据的准确理解，政府、机构和媒体在向公众发布数据信息时，宜以频率的形式公布数据，如将"国内新冠肺炎患者的病死率约为 4%"的表述替换为"在国内每 100 名确诊的新冠肺炎患者中，有约 4 名患者死亡"。大众在看到概率信息时，也可主动将其转换为频率信息，以便更准确地理解数据。

少使用文字，多呈现图画

信息的简洁性是信息传达的效率与质量的保障，直接明了且重点

---

[1] Gigerenzer, G., Gaissmaier, W., Kurz-Milcke, E., Schwartz, L. M., & Woloshin, S. (1995). Helping doctors and patients make sense of health statistics. *Psychological Science in the Public Interest, 8*, 53-96.

分明的信息能够在第一时间抓住受众的眼球，并促进对信息的准确理解。图片便是保障信息简洁性的最好载体。

研究发现，医疗统计数据的可视化能够有效促进患者对统计数据的准确理解。[①] 研究者让医生与患者根据阳性的隐血试剂检测结果来推断某位患者患结肠癌的可能性。一部分医生和患者仅能看到数据信息，而另一部分医生和患者不仅能看到数据信息，而且能看到描述数据信息的可视化图片。结果显示，可视化图片将医生与患者的平均诊断准确率由 26% 提升至 62%，且同时阅读可视化图片和数据信息的患者与医生的诊断差距，明显小于仅阅读数据信息的患者与医生的诊断差距。

由此可见，用图片的形式展现数据，能帮助大众轻松准确地理解信息。此时，大众对统计数据的判断也会更接近专业人士。因此，无论是在危机事件中还是在日常生活中，专业机构和媒体不妨给数据信息辅以可视化图片（如柱状图、雷达图等），以确保高效准确地将信息传达给受众。

巧用风险决策规律

每个人一生中都会无数次经历决策的考验。在发生灾难与危机的特殊时期，决策显得尤为重要，因为每个决策都可能是命运的分叉

[①] Garcia-Retamero, R., & Hoffrage, U. (2013). Visual representation of statistical information improves diagnostic inferences in doctors and their patients. *Social Science and Medicine*, *83*, 27–33.

口。是否应该果断封锁，管控交通？是否应该全面报告疫情每日进展？是否应该统一调配口罩等医疗物资？人们众说纷纭。有人认为，封城还不够及时，也有人认为封城过于激进；有人认为，消息发布需要尽可能透明，也有人认为，对信息和舆论的管控是必要的。这引发了矛盾与冲突：社交媒体上网民频频争执和互掐，现实生活中各家纷纷疯狂囤货……诸如此类的现象既不利于全民团结抗疫，也不利于舆情引导、物资协调等工作，而这些现象或多或少都与风险决策的规律相关。

如何应对这些决策困境？我们还需要从风险决策的基本规律着手。巧用这些规律，据此指导、优化决策体系并引导民众合理决策，就能在危难之际做得更好。

一时"鼠胆"，一时"雄心"

什么时候该冒险，什么时候不该冒险？要回答这个问题，我们需要了解这样一条规律：在某件事上冒险，并不意味着在别的事上也冒险。一位保守的医生，在投资理财时是否同样会保持谨慎？一位在经济建设上大胆尝试的管理者，在处理突发事件时是否同样会保持激进？也许你会发现，很难从一个人在某一领域的冒险倾向推测其在其他领域的冒险倾向。

冒险倾向并不是一种稳定不变的人格特质。相反，研究者认为，个体在不同领域的冒险倾向具有特异性。一位保守的医生，可能也是激进的投资者；一位大胆尝试的管理者，未必能在处理突发事件时同样保持激进。想要全面地了解一个人的冒险倾向，还必须针对不同领域的具体情况作具体分析。为此，研究者区分了金融、健康、娱乐、道德、社交等多个领域，不同的领域可能引导人们以特定的方式看待风险。[①]
这使得大众在不同领域中的冒险倾向千差万别，而不同领域中的正确
做法是应该激进还是应该保守，也要视情形而定。在该用"鼠胆"的领
域谨慎，在该用"雄心"的领域果断，方为正道。

拆穿风险信息的"包装"

每日报告疫情进展时，应该怎样陈述风险信息才能让大众既不过
分恐慌，又不被蒙在鼓里？这是一个令管理者头疼的问题。为了解决
这个问题，我们需要对风险信息的描述方式及其效果进行分析。

不仅决策领域可以改变人们的冒险倾向，描述问题的方式同样可
以影响人们面对风险时的选择。卡内曼（Daniel Kahneman）和特沃
斯基（Amos Tversky）发现，即使问题的本质没有改变，对同一问题
采用不同的描述方式，也足以改变人们的选择，他们将这种现象称为
框架效应（framing effect）。[②]所谓框架，是指问题的描述方式，可分为
正性框架和负性框架。凡事皆有两面性，每一项措施都有好处与坏处。
如果描述其好处，便是采用了正性框架；如果描述其坏处，便是采用了
负性框架。

我们来看下面这个健康决策问题：600 人染上了某种疾病，决策
者需要在两种方案中作出选择：保守的方案是"救活 200 人"（相应

---

① Weber，E. U.，Blais，A. R.，& Betz，N. E.（2002）. A domain specific risk-attitude scale: Measuring risk perceptions and risk behaviors. *Journal of Behavioral Decision Making*，*15*，263–290.

② Kahneman，D.，& Tversky，A.（1984）. Choices，values，and frames. *American Psychologist*，*39*，341–350.

地，其他 400 人会死亡），冒险的方案是"有 1/3 的可能是救活所有人"（相应地，有 2/3 的可能是所有人会死亡）。这种描述方案的表达方式强调了方案的收益，属于正性框架。而负性框架会强调方案的损失，例如将两个选项的描述换成"400 人会死亡"和"有 2/3 的可能是所有人会死亡"。逻辑上而言，两种框架下的保守方案效果相当，冒险方案的效果也相当，理性的人在不同框架下会作出同样的决策。然而，实际上，负性框架会让人们更倾向于选择冒险的方案。[1] 类似地，在描述同一种手术治疗方案时，若告诉人们术后存活率，人们就不太愿意选择该方案；若告之术后死亡率，人们接受该治疗方案的可能性就大大提升。[2]

不仅在疫情期间，即使在平常生活中，呈现风险信息的框架效应也十分常见。经过疫情的教训，以后应对突发事件时，政府和媒体更应当警惕框架效应对人们心理可能产生的影响，注意风险信息外在的"包装"，在传播信息时注意选取合适的表达方式，让民众认识到风险的正反两面，切忌片面地呈现负面信息，使人们铤而走险。

比出来的焦虑

假如你有 10 个口罩，你感觉你的口罩够用吗？假如你有 10 个口罩，而你的邻居有 100 个口罩，你感觉你的口罩够用吗？显然，你的

---

[1] Tversky, A., & Kahneman, D.（1981）. The framing of decisions and the psychology of choice. *Science, 211*, 453–458.

[2] McNeil, B. J., Pauker, S. G., Sox, H. C., Jr., & Tversky, A.（1982）. On the elicitation of preferences for alternative therapies. *New England Journal of Medicine, 306*, 1259–1262.

判断会受和他人比较的结果的影响。

人是社会关系的总和，人们在决策过程中不可避免地会和他人进行社会比较。具体而言，决策者不仅会关注自身的得失，也会关注与他人相比的得失。例如，人们不仅在乎自己赚了多少钱，也会时刻把自己的工资水平和别人的工资水平进行对比，前者反映了非社会效用（nonsocial utility），是自身绝对的获益，而后者反映了社会效用（social utility），是与他人相比的结果。一旦在社会比较中处于下风，人们就可能会为了弥补自己与比较对象的差异而采取更加冒险的决策。例如，研究发现，美国贫富差距越大的州，其居民对贷款、彩票等高风险的获取财富的手段就越感兴趣，上网搜索这些词的频率也越高。[1]

同理，在危机时刻，人们不仅关注自身的安全状况，还会将自己的状况和他人进行比较。在物资不充足的时候，"我买到了 10 个口罩"似乎是个好消息，但如果得知"邻居买到了 100 个口罩"，显然人们会感到资源分配不平衡，可能会更加焦虑和冒险，热衷于哄抢物资。

利用风险决策规律优化管理决策系统

根据这些风险决策规律，未来的管理者要想建立强大的决策系统，维持大众在危机中的良好心态，应当考虑采取以下措施：第一，集合不同领域的专家之力，在特定领域重视专业人士的意见，避免非专业决策者的冒险选择。第二，合理、全面地呈现风险信息，让大众辩证地认识风险。第三，出台有力的资源调控方案，关注社交媒体上的社会比较信

---

[1] Payne，B. K.，Brown-Iannuzzi，J. L.，& Hannay，J. W.（2017）. Economic inequality increases risk taking. *Proceedings of the National Academy of Sciences*，*114*，4643-4648.

息，从而减少不理智的冒险行为。

消解偏差，跳出误判的陷阱

防控新冠肺炎疫情期间，在民众关注的焦点信息中，与每个人关系最密切的大概要数所在城市确诊病例的行动轨迹。在疫情暴发之初，也许是出于减少大众恐慌的目的，部分省市没有将这些信息公之于众。然而，民众非常渴望了解这些信息，无法知晓确诊病例的行动轨迹反而使他们更加焦虑和恐慌，因此频频在社交媒体上留言，表达不满。为什么会发生这种冲突呢？

冲突从何而起？

孙子兵法云："知己知彼，百战不殆。"使人类在物竞天择中脱颖而出，建立复杂文明社会的最重要能力之一，正是对他人想法进行预测的能力。当人们能够超越个人视角的束缚，想他人之所想，便可以在决策时看得更远，看得更清。体育比赛中，运动员预测对手的动作和策略；抢占市场时，企业高管预测竞争对手的产品方案；制定政策时，政府预测民众的需求和接受程度。可以说，人们的行动离不开预测的指导。

然而，人们的预测并不总是准确的。例如，人们会错误地认为，向他人表达感激之情后，对方会感觉尴尬，这使得人们吝于表达感谢。[1]

---

[1] Kumar, A., & Epley, N. (2018). Undervaluing gratitude: Expressers misunderstand the consequences of showing appreciation. *Psychological Science, 29*, 1423-1435.

企业管理者会错误地认为，员工只在乎经济收入，而对参与组织决策不感兴趣，这使得员工的工作积极性备受打击。[1] 这些预测偏差的影响范围有限，后果姑且还算可控，然而，当类似的预测偏差发生在政府和民众之间时，所引发的后果可能会非常严重。若管理者错误地预测民众的需求，认为民众看重社会稳定，而忽视了民众对事实真相的渴望，"大事化小"地发布消息，藏着掖着，反而会让民众担忧信息是否全面和真实，从而产生更强的焦虑和恐慌。

由此可见，要想在处理危机事件时有效避免社会冲突，清除隐患，决策机构需要认识到冲突的重要来源——预测偏差，并对此高度重视，正确预测民众需要什么，引导民众在危机中保持正确心态。

偏差从何而来？

"子非鱼，安知鱼之乐？"预测者与预测对象处于不同的立场，即使预测者尝试站在预测对象的立场思考问题，也往往难以做到设身处地。

不愿冒险的人难以理解他人对极限运动的痴迷，未经历灾难的人也难以对灾区人民感同身受。这是因为人们在预测他人的所思所想时，常常"以己度人"，基于自己的想法与态度揣测他人的心意。[2] 然而，"推己"未必"及人"，一千个人眼中有一千个哈姆雷特，不同的生活背景使人们难以心意相通。

---

[1] Heath, C. (1999). On the social psychology of agency relationships: Lay theories of motivation overemphasize extrinsic incentives. *Organizational Behavior and Human Decision Processes*, 78, 25–62.

[2] Epley, N., Keysar, B., Van Boven, L., & Gilovich, T. (2004). Perspective taking as egocentric anchoring and adjustment. *Journal of Personality and Social Psychology*, 87, 327–339.

疫情期间，如果某公众人物未公开捐款信息，还在社交平台发布与疫情无关的动态，就可能遭到网友的斥责。然而，不少公众人物早已悄悄地贡献了自己的一份力量，"热心网友"反倒闹了一场乌龙。其实，即使人们试图从各种渠道或多或少地了解他人，但由于无法触及他人的内心活动，这种了解也是非常有限的。[1] 人们不知道他人是否貌合神离，是否身在曹营心在汉，也无法知晓他人是否身不由己、言不由衷。正是这样的一知半解导致了预测偏差。公众人物并不一定会将捐款信息在社交平台上广而告之，仅凭他人社交平台的动态来揣测他人的心意，结果往往是不准确的。

社交平台还会加剧人们的不公平感。遭遇灾难的人倾向于认为自己饱受苦难，他人却吃香喝辣，这是因为人在评价自己时往往关注事情的消极面，而在评价他人时往往关注事情的积极面。[2] 即使他人在社交平台上既抱怨自己受到的打击，也分享生活中的小确幸，人们仍倾向于关注自己遭遇的不幸与他人获得的援助，从而导致心态失衡，抱怨命运的不公，并发泄对社会的不满。

此外，值得注意的是，许多疫区机构直到物资告急时才"紧急求援"，为何不早早求助呢？原来是社会规范惹的祸。社会规范要求求助者常怀感恩之心，滴水之恩涌泉相报，这在无形中放大了帮助行为的价

---

[1] Malle, B. F., & Pearce, G. E. (2001). Attention to behavioral events during interaction. *Journal of Personality and Social Psychology*, *81*, 278-294.

[2] Eyal, T., Liberman, N., Trope, Y., & Walther, E. (2004). The pros and cons of temporally near and distant action. *Journal of Personality and Social Psychology*, *86*, 781-795.

值。对施助者而言是举手之劳的事情，在求助者眼中此事的难度陡然增加。久而久之，人们便会高估施助者的付出，迟迟不愿开口求助。这种预测偏差使人贻误了求助的黄金时机。

简言之，由于预测者难以跳出自身视角看待问题，因此在揣摩他人之意时往往出现预测偏差。

如何消解偏差？

哈珀·李（Nelle Harper Lee）在《杀死一只知更鸟》中写道："你永远也无法真正了解一个人，除非你从他的角度去看问题，除非你披着他的皮囊行走世间。"因此，把自己置于他人所处情形之中进行换位思考，不失为一种减少预测偏差的好办法。[1]

回顾这次疫情，不同角色的人所处的境况截然不同。病者深感痛苦与恐惧，期望医生妙手回春，上苍悲天悯人；医者勇敢无畏，不分昼夜，耗尽心血，为病人夺回一线生机；大部分人受困于家中，渴望疫情早日结束，恢复往日热闹的生活。在如此复杂的情况之下，人与人所处境况不同，接触信息不同，诉求也不同，因此容易出现猜疑、埋怨等矛盾，导致混乱的舆情。

决策机构在这种情况下应当关注社会冲突的重要来源——预测偏差，认识到换位思考的重要作用。一方面，在媒体宣传上，要让在疫情中身处不同境况，扮演不同角色的各类民众发出自己的声音，从而让人们看到疫情的全貌，增进民众的相互理解和信任；另一方面，决策机构

---

[1] Zhou, H., Majka, E. A., & Epley, N.（2017）. Inferring perspective versus getting perspective: Underestimating the value of being in another person's shoes. *Psychological Science, 28*, 482–493.

需要深入考察民情，倾听民众的心声，从民众的角度看疫情，真正做到
"需"民众之所"需"，"忧"民众之所"忧"。以一线医护人员为例，如果
决策机构能够深入把握其工作环境、工作强度、最紧迫的需求与最深切
的担忧，并换位思考，就可以作出明智的决策，推出可以保障医护人员
高效工作的举措。

"体，谓设以身处其地而察其心也。"设身处地，换位思考，管理者
才能跳出误判的陷阱，做到知民之心，作出最有利于局势的决策。

旁观者清，请建议者为决策支招

此次新冠肺炎疫情给我们上了沉重的一课，疫情的暴发与蔓延令
多地政府措手不及。某些地方政府在疫情初期的应对策略不够合理，
在疫情全面暴发之后，舆情引导措施也暴露出种种不足。[①] 此外，疫情
给企业尤其是中小企业造成重创。西贝餐饮集团董事长表示，贷款给
员工发工资也最多只能撑 3 个月。"海底捞"也难逃厄运，由于长期休
业，其损失预计高达 10 亿元。从全国范围来看，餐饮业在 7 天内就损
失了 5000 亿元，更别提旅游业和房地产业了。尽管工信部已印发《关
于有序推动工业通信业企业复工复产的指导意见》，加大对中小企业的
扶持力度，各地方政府也出台了支持中小企业渡过难关的措施，但仍无
法避免一些企业已经出现裁员、降薪甚至倒闭的状况。

然而，所谓危机，既是危险，也是机遇。管理机构若能因时制宜，

---

① 丁蕾，等．（2020）．新型冠状病毒感染疫情下的思考．*中国科学：生命科学*．在线发表．

对当前存在局限的政策进行创新改革，就可能提升社会治理能力，造福未来；企业若能果断求变，采用新型运营体系，就可能快速渡过危机，迎来重生。那么，如何才能把"危机"变成"生机"？如何优化决策流程，促进政府和企业作出合理的决策？

建议者善于"抓大放小"

疫情暴发之初，部分省市果断启动重大公共卫生事件一级响应机制，而有些省市因为顾虑经济、交通等方面的问题，反应速度相对迟缓。有些人察觉到疫情的严重性，早早购置了口罩；有些人则优柔寡断，因为价格等因素而内心纠结，迟迟下不了购买口罩的决心，等到形势变得严峻，才后悔不已。显然，在此类危机事件中，生命安全是主要矛盾，经济损失是次要矛盾，如果能够认清主次矛盾，迅速作出反应，就可以把问题扼杀在萌芽状态，或者把损失最小化。那么，如何才能迅速反应，切中要害？

旁观者清。最善于抓主要矛盾的人往往不是决策者自身，而是"旁观者"——为决策者提供建议的人。研究发现，为他人决策时，人们主要考虑决策问题中的核心因素；在为自己决策时，则受多种因素的羁绊。[1] 这也导致决策者自身总是遭遇选择困难，在各种矛盾之间逡巡纠结，建议者却往往能够快刀斩乱麻。

---

① Kray，L.，& Gonzalez，R.（1999）. Differential weighting in choice versus advice: I'll do this，you do that. *Journal of Behavioral Decision Making, 12*, 207-217.

　Lu，J.，Xie，X.，& Xu，J.（2013）. Desirability or feasibility: Self-other decision-making differences. *Personality and Social Psychology Bulletin, 39*, 144-155.

疫情的经验教训告诉我们，只要把握准大方向，各种细枝末节的困难可以逐个解决。决策者没有必要总是试图面面俱到，或者囿于选择的可行性，误判了事件的主次矛盾，遗忘了行动的初心。在纠结的时候，决策者应该多听建议者的话，"抓大放小"，考虑主要矛盾，不被细枝末节羁绊，才能果断处置危机。

建议者勇于求新求变

受疫情的冲击，许多抗风险能力不足的企业难以为继。一些企业还在纠结，既不愿舍弃已制定的战略计划，又不能主动采取有效的应对措施，一直处于观望状态，慢性死亡。安于现状，不作改变，这是人们固有的一种思维定势，它阻止了进取和改变的步伐。如果过分安于现状，一成不变，便会丧失进步的空间和创新的机会。尤其在危机事件中，人们面临全新挑战，缺乏现成的问题解决模式，常常进退维谷，困守现状。

如何在遇到新问题时给出有创造力的解决方案？答案依然是要听取建议者的意见。在浙江和广州等地，并不是在疫情中噤声的企业，而是身为旁观者的交通管理机构率先提出了创新的解决方案，安排专车接送务工人员返工，打破了企业坐以待毙的僵局，在存亡之际给了众多企业生存的机会。事实上，相比处于迷茫状态的决策者，建议者更敢于打破现状。人们在为他人解决问题时，往往能够提出更有创造性的建议，以创新的方式克服困难。[1]企业和管理机构在疫情中迥异的行动方

---

[1] Polman, E., & Emich, K. J. (2011). Decisions for others are more creative than decisions for the self. *Personality and Social Psychology Bulletin, 37*, 492–501.

针就是有力证明。

因此，在未来应对危机时，千万不能"以不变应万变"。危机是不断变化的，谁也没有可以照抄的标准答案。不能改变，不能提出创新性解决方案，就意味着坐以待毙。企业不妨向"局外人"征询建议，避免掉入安于现状的陷阱，才能更有效地应对危机。

请建议者支招

近年来，不少企业已逐渐认识到建议者的价值，因此，向他人征询建议在企业发展中日渐常见，最典型的做法要数征求管理咨询公司的意见。例如，著名的老字号醋业品牌"恒顺"集团一度面临发展瓶颈，在向专业的管理咨询公司"和君"征求意见后，"和君"为"恒顺"提出了一套金字塔式企业品牌架构，这一方案助力"恒顺"实现了快速发展。

企业在发展过程中难免遇到棘手的问题。管理者或没有足够的应对经验，或只缘身在此山中，难以看清问题，因此很难作出上佳的决策。此时，寻求管理咨询公司的帮助不失为明智之举。管理咨询公司出售"智慧"，凭借自己的知识与经验为客户作"诊断"，开"处方"。管理咨询公司在为他人决策时，能帮助他人跳出自身视角的局限，看清"庐山真面目"，抓住主要问题，不被细枝末节羁绊；能挣脱思维定势的束缚，提出新想法，推出新举措，善于求新求变。很多企业从征询外部建议中尝到了甜头，这也直接推动了我国管理咨询行业的蓬勃发展。

"抓大放小"和求新求变对政府和机构的重要性不言而喻。在危机时刻，能做到上述两点更是难能可贵。因此，要作出好的决策，政府和机构就要在决策系统和程序中引入建议者的角色。例如，在进行重大决策时，政府和机构邀请外部人士参与其中，也可以向社会各界及民众广泛征求建议，倾听多方的声音。同时，需要加强合作意识，倡导团队精神，鼓励大家在工作过程中相互提建议。

值得注意的是，在寻求建议时，要确保建议者与寻求意见者不存在利益冲突，确保建议者能充分考虑寻求意见者的利益，而不是仅仅考虑自身的利益，甚至为自身利益而牺牲寻求意见者的利益。[1]

古语说得没错，"当局者迷，旁观者清"。政府、机构与企业的决策都需充分发挥建议者的作用。

健康中国：助推养成良好的生活习惯

经历了此次新冠肺炎疫情，人们才恍然大悟，免疫力就是一个人最大的竞争力。免疫力的提高离不开良好的生活习惯：饮食要均衡，作息要规律，运动要坚持……道理人人都懂，但要落实到行动中不是一件容易的事情。中国政府已经意识到公众健康的重要性。习近平总书记在十九大报告中提出了实施"健康中国"战略，指出人民健康是民族昌盛和国家富强的重要标志，要完善国民健康政策，为人民群众提供全方位、全周期的健康服务。对政府而言，如何才能有效地推动公众养成良好的生活习惯，最终建成健康中国？

强硬的指令？温和的推手？

自由主义和温和专制主义是两种典型的管理理念。自由主义的推

---

[1] Jensen, M. C., & Meckling, W. H. (1976). Theory of the firm: Managerial behavior, agency costs and ownership structure. *Journal of Financial Economics*, *3*, 305-360.

崇者坚信，人们必须拥有自由决策的权利，管理者不可过度干预公众的决策，让公众做违反自由意志的事情。例如，对于"垃圾食品"爱好者，管理者不能剥夺他们享用"垃圾食品"的权利。当然，人要为自己的行为负责。总有一天，"垃圾食品"的食用者可能会为自己不健康的行为付出代价。可以说，自由主义是一种放任式管理理念，以牺牲正确的行为为代价。

而温和专制主义的推崇者认为，为了让公众养成良好的生活习惯，管理者理应干预公众不恰当的行为。例如，对于"垃圾食品"爱好者，管理者不能视而不见，必须采取相应的行动，控制快餐店的数量，对常吃"垃圾食品"的人罚款，等等。当然，既然名曰"温和专制主义"，该理念也提倡管理者尽可能放松管制，在一定程度上保障人们自由决策的权利。但不可否认的是，这是一种较为强硬的管理理念，以牺牲一定的自由决策的权利为代价。

正确的行为与自由决策的权利真的不可兼得吗？2017年诺贝尔经济学奖得主塞勒（Richard Thaler）和合作者桑斯坦（Cass Sunstein）提出了"自由主义的温和专制主义"的理念，提倡管理者既要确保公众的自由，又要帮助人们作出上佳的决策。[①] 如何才能兼顾这两个目标？助推（nudge）的思想应运而生。助推是指通过利用人的心理与行为规律，潜移默化地改变人的习惯，引导大众作出合理的决策。在食用"垃圾食品"的问题上，采用助推策略的管理者既不会颁布

---

① Thaler，R.，& Sunstein，C.（2008）. *Nudge: Improving decisions about health, wealth, and happiness*. CT: Yale University Press.

禁令，也不会放任人们食用，他们会把薯片放到超市货架的底层，让人们不能触手可及。该方案利用了人们的哪种心理与行为规律？是懒惰！绝大多数人都懒得蹲下取物，于是薯片的销量大大降低了。

行为科学支招政府决策

在助推策略的影响下，政府越来越重视将行为科学的研究结果运用于公共决策。

在欧洲，助推策略已经成功提升了器官捐赠的同意率。如果默认公民不需要捐献器官，愿意捐献则需要签署一份协议，那么器官捐赠政策就较难打动人；如果默认公民需要捐献器官，不愿捐献则需要签署一份协议，那么就会大大增加器官捐赠的人数。通过改变政策中的默认选项，欧洲部分国家成功助推了器官捐赠政策的实施。[1] 同理，在美国，一些州政府将节能灯设成居民的默认选项，促使人们选择节能灯，从而助推节能环保。[2]

给人制造麻烦也是助推策略的一种。例如，为了解决肥胖问题，西方的一些自助餐厅把提供给顾客的大餐盘换成小餐盘。如果顾客想要吃个痛快，就必须频繁地端着小餐盘来回跑。很多时候，懒得频频离席的人就放弃了，部分地克制住了食欲。如此一来，过度饮食的问题迎刃而解。

---

[1] Johnson, E., & Goldstein, D. (2003). Do defaults save lives? *Science, 302*, 1338–1339.

[2] Dinner, I., Johnson, E. J., Goldstein, D. G., & Liu, K. (2011). Partitioning default effects: Why people choose not to choose. *Journal of Experimental Psychology: Applied, 17*, 332–341.

除了制造麻烦，给人提供方便也可以起到助推的作用。为了引导人们采取特定的行动，可以为人们扫除采取行动时的障碍。比如，政府希望公众主动接种疫苗，但总有人由于各种各样的原因而错过接种，有的人不知道接种中心的位置，有的人不知道何时该去接种。这时，政府可以向人们提供前往接种中心的路线图，以及详细写明疫苗接种时间和次数的手册，而不是仅仅发布一条要求接种疫苗的通知，把查询路线、确定接种时间的任务扔给公众。借助这种引导，人们接种的可能性或将明显提高。

近年来，助推策略大获成功。自 2010 年起，美国、英国、荷兰、新加坡等国均已成立隶属于政府的行为科学团队，利用助推的理念，发挥行为科学在政府决策中的作用。

助推健康生活

疫情警示我们，保持个人清洁卫生非常重要。如今人们都认识到戴口罩、保持通风、勤洗手等行为是预防疾病的有效措施。尽管如此，要真正养成这些卫生习惯并不容易。总有人懒得每天戴口罩、多通风，嫌勤洗手太麻烦。没有做好防护措施的"负面典型"也常常被媒体报道。

对此，我们不妨请出"助推"思想这位幕后推手。管理者可以给不戴口罩者制造麻烦，例如禁止乘坐公交和地铁。如此一来，为了避免出行受限，不戴口罩者只好老老实实地戴上口罩。为了促进通风，酒店员工可以在清洁完房间后，把窗户维持在打开的状态，这样，住客入住时更可能默认窗户是开着的而不去特别理会，房间就能每天通风了。此外，若能在公共场合推广放置洗手液，让洗手变得便捷，又或者用包装精致的洗手液吸引人们主动使用，也许可以在一定程度上引导人们勤

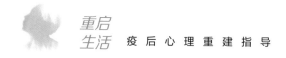

洗手。诸如此类的助推策略，常常能够起到比苍白的规章制度更好的效果。

　　助推的思想具有相当程度的普适性，不仅适用于疫情期间，还可以广泛指导公共管理的方方面面。因此，在疫情结束后，管理者仍然应当考虑以多种方式贯彻助推的思想，促进人们养成良好的习惯，推动健康中国的建设。

本章作者

沟通有道：风险信息的传达原则		陈宇琦	陆静怡
明辨概率，走出概率认知的误区		方晴雯	陆静怡
巧用风险决策规律		邱　天	陆静怡
消解偏差，跳出误判的陷阱	邱　天　方晴雯	陈宇琦	陆静怡
旁观者清，请建议者为决策支招	尚雪松	邱　天	陆静怡
健康中国：助推养成良好的生活习惯		陆静怡	邱　天

图书在版编目（CIP）数据

重启生活：疫后心理重建指导 / 华东师范大学心理与认知科学
学院编写组主编.—— 上海：上海教育出版社,2020.3
ISBN 978-7-5444-9912-5

Ⅰ.①重… Ⅱ.①华… Ⅲ.①日冕形病毒－病毒病－肺炎－心理
疏导 Ⅳ.①R395.6

中国版本图书馆CIP数据核字(2020)第048203号

责任编辑　金亚静　王　蕾

书籍设计　陆　弦

重启生活：疫后心理重建指导
华东师范大学心理与认知科学学院本书编写组　　主编

出版发行	上海教育出版社有限公司
官　　网	www.seph.com.cn
地　　址	上海市永福路123号
邮　　编	200031
印　　刷	上海中华印刷有限公司
开　　本	890×1240　1/32　印张 8.625
字　　数	190千字
版　　次	2020年4月第1版
印　　次	2020年4月第1次印刷
书　　号	ISBN 978-7-5444-9912-5/B·0175
定　　价	39.80 元

如发现质量问题，读者可向本社调换　　电话：021-64377165